FORMULES

MEDICINALES

DE

L'HOSTEL-DIEU DE PARIS.

FORMULES

MEDICINALES

DE

L'HOSTEL-DIEU DE PARIS,

OU

PHARMACOPÉE,

Contenant la composition & la dose des Remédes les plus usités.

Par M. M*** Docteur en Médecine de la Faculté de Montpellier, & Aggrégé en l'Université d'Aix.

A PARIS, RUE S. JACQUES,

Chez { DESPILLY, Fils, Libraire, à la Vieille Poste. J. CH. CHARDON, Fils, à la Couronne d'Or, près la Fontaine S. Severin.

M. DCC. LIII.

Avec Approbation & Privilege du Roi.

JE puis affirmer par serment que jamais un Médecin sage & habile ne nuira, & ne portera envie à un autre Médecin: Il feroit tort à lui-même, & découvriroit son incapacité; il faut laisser cela aux Charlatans. Hyppocrate dans son Livre des Préceptes.

FORMULES
MEDICINALES.

DE

L'HOSTEL-DIEU DE PARIS,

OU

PHARMACOPÉE

*Contenant la composition & la dose
de Remédes les plus usités.*

Des Formules en général.

ES Formules Médicinales
font des modéles d'Ordon-
nances de Médecin, qui con-
tiennent les termes formels
des Receptes, pour la composition &
pour la dose de Remedes éprouvés.

Elles doivent donc être le produit

A

de l'expérience, jointe à la raison. La théorie de la cauſe des maladies, & celle des propriétés médicinales des choſes a fait imaginer des compoſitions que l'expérience a confirmées ou contredites ; & d'un autre côté l'expérience a découvert des moyens de guérir, que la raiſon a approuvés & aſſurés.

Il faut dans l'uſage des remedes pour la guériſon des maladies, donner pour le moins autant à l'expérience qu'à la théorie, parce que les hommes ſont moins capables de connoître les cauſes des choſes, que d'en obſerver les effets. Deſcartes en expliquant d'une façon nouvelle & ingénieuſe les phénomenes de la nature, a fait ſortir de la langueur où l'on étoit, lorſqu'on admettoit dans preſque toutes les choſes, des qualités inconnues, ſans chercher à les connoître. Depuis on a paſſé à l'extrémité oppoſée, on croit devoir expliquer tout, & il ſemble aujourd'hui que ce ſeroit une choſe honteuſe que de reconnoître des qualités occultes. Je ne comprens pas comment on n'a pas honte au contraire d'être aſſez ignorant, pour ne pas ſçavoir qu'il y a des qualités naturelles qu'on ne connoît pas , & qui par conséquent font occultes. Croire tout fçavoir, c'eft ignorer tout, comme fçavoir qu'on ne fçait rien, c'eft fçavoir tout ce qu'on eft capable de fçavoir ; parce que fçavoir qu'on ne fçait rien, c'eft fçavoir ce qu'on fçait, & comment on fçait.

On a obligation à Defcartes d'avoir diffipé cette efpece de découragement & d'indolence où l'on étoit en expliquant tout par les qualités occultes , parce qu'on ne faifoit aucun effort pour les découvrir ; mais auffi cela a fait que ceux qui font profeffion de ces recherches , font portés naturellement par amour propre , à rejetter comme fabuleux , ce dont ils ne connoiffent pas la caufe.

Cette façon de penfer eft plus dangereufe encore dans la pratique de la Médecine , que dans toute autre fcience ; nous connoiffons peu les qualités des remedes , dépendantes de leur nature intime , & nous ne fçavons pas bien leur façon d'agir ; mais l'expérience a appris aux Médecins inftruits des principes de leur Art , & obfervateurs attentifs des effets , quels remedes conviennent fûrement dans différentes maladies.

C'eſt la conduite que tient chaque Faculté & College de Médecins, lorſqu'ils preſcrivent à leurs Apothicaires les remedes qu'ils doivent tenir dans leurs boutiques, & la façon de les préparer, pour qu'ils ſoient uniformes dans tout le pays; le recueil qui contient ces Receptes eſt ce qu'on appelle Pharmacopée, & en Latin *Codex Medicamentarius.*

Ceux qui compoſent ces Pharmacopées choiſiſſent les Receptes que l'expérience a appris être propres à guérir certaines maladies, ne s'attachant pas uniquement à rechercher les propriétés de chaque remede ſimple qui entre dans la préparation des médicamens compoſés, parce que différentes choſes étant miſes enſemble ne conſervent plus chacune leur propriété; il en réſulte un tout qui a des vertus que n'avoit aucune des choſes priſes ſéparément, comme eſt la Thériaque. On a remarqué que toutes les fois qu'on a voulu apporter quelque changement à ce reméde, on l'a gâté. C'eſt ainſi qu'on a perdu beaucoup de bons remedes qui, dans les mains de leurs Auteurs avoient

réuffi, & avoient acquis beaucoup de
réputation, qu'ils ont perdue depuis,
les Médecins n'y trouvant plus les mêmes vertus, parce qu'on a ceffé de les
préparer, comme faifoient leurs Auteurs : on regarde fouvent certaines
Manipulations comme inutiles, quoiqu'elles foient effentielles.

Ceux qui retranchent quelque chofe
de la compofition des remedes par né-
gligence ou par lefine, s'en cachent ;
ceux au contraire qui le font par pré-
fomption, croyant en fçavoir plus que
les autres, & plus que les Auteurs même, s'en font gloire. L'incrédulité des
demi-Sçavans eft auffi contraire aux
Arts, que la fuperftition des ignorans.

PLAN DU LIVRE.

CE Livre eft un Recueil de Receptes dreffées ou adoptées par la pratique & la fagacité de Médecins fages
& habiles, particulierement de feu M.
Col de Villars, Docteur & célèbre Profeffeur de Chirurgie en la Faculté de
Médecine, & Médecin de l'Hôtel-Dieu

de Paris. Cet Auteur eſt déja connu par d'autres Ouvrages qui ont eu beaucoup de ſuccès en France & dans les Pays étrangers.

Cette Pharmacopée contient la compoſition des remedes les plus uſités dans la pratique de la Médecine. On y trouve ſommairement les Ordonnances qu'un Médecin peut avoir occaſion de faire dans toutes les maladies internes & externes.

Les doſes des remedes y ſont déterminées ; & leurs uſages y ſont déſignés en général.

On indique pour ces Receptes une groſſe quantité des drogues qui y entrent en proportion, parce qu'elles ont été faites pour un grand Hôpital, où il y a pluſieurs malades auxquels elles conviennent en même-tems. On peut en diminuer la quantité en gardant les mêmes proportions.

Lorſqu'on dit parties égales, ou une partie de l'un & une partie de l'autre, &c. on veut dire le poids & non pas la meſure.

On entend par poſſon, la moitié d'un demi ſtier ; le demi-ſtier eſt la moitié de la chopine, & la chopine eſt la moitié de la pinte. La pinte pefe à peu près deux livres.

La livre eſt de ſeize onces ; il y a huit gros ou huit dragmes à l'once ; trois ſcrupules au gros ; & vingt-quatre grains au ſcrupule. On trouve dans la *Chymie Médicinale de M. Malouin*, la préparation des remedes, plus particulierement expliquée, avec la méthode de les employer pour la guériſon des maladies.

Ces formules ſont en François, pour être plus utiles, & moins ſujettes à erreur, que ſi elles étoient en Latin.

De l'utilité qui réſulte de la Langue Françoiſe dans les Sciences, ſurtout dans la Médecine.

IL faut pour le bien général, parler la même Langue, autant qu'on le peut, même entre différentes Nations.

Il ſeroit à ſouhaiter que dans la ſociété humaine, tout le monde tint le même langage, pour ſe mieux entendre ; à plus forte raiſon doit-on ſouhaiter que la même Nation parle la même Langue : il n'eſt pas à propos que dans

le même pays, les uns parlent Latin ;
& les autres François. C'est être étranger dans son propre pays, que d'y parler une Langue étrangere.

C'est sur-tout lorsqu'il s'agit de Sciences, qu'on doit s'attacher à parler la Langue ordinaire, parce qu'on trouve plus
de facilité à s'exprimer dans sa Langue
naturelle ; ce sont des tons & des si-
gnes auxquels on est accoutumé depuis
la naissance ; & dans une Langue morte
on a quelquefois plus de peine à com-
prendre, à cause de l'idiome, qu'à cause
de la chose.

Traiter les Sciences & les Arts en
Langue étrangere, c'est en augmenter
les difficultés & en retarder le progrès ;
il faut se servir de la Langue ordinaire,
tant qu'on a à écrire ou à parler de choses qui demandent de la contention d'esprit, pour que l'application de l'esprit
ne soit point partagée, & que la pensée
n'ait que la chose pour objet, & non
pas le langage.

On entend mieux ce qu'on apprend
dans sa Langue, que ce qu'on apprend
dans un idiome étranger. Il arrive souvent qu'on passe son tems, & qu'on

s'attache prefqu'entiérement à entendre le fens des anciens Auteurs qui ont commencé les Arts, & qui ne les ont pas achevé.

Les hommes dans les premiers tems, ou confidérés dans l'état de barbarie, lorfqu'en menant une vie fauvage, & conduits par le feul inftinct, ils errent comme les autres animaux dans les bois & dans les campagnes, fans Sciences, fans Arts, & fans Loix, fuivant feulement leurs mouvemens naturels & leurs forces, ils n'ont entre eux qu'un jargon, à peu près comme ont les animaux, & fur-tout les oifeaux.

Dans la fuite, naturellement ils s'affemblent & fe policent peu à peu; ou quelque Nation déja policée les fubjuguant, leur donne des Loix, y établit des Arts, leur jargon devient plus diftinct, leurs mots mieux articulés, & le nombre en augmente, de forte qu'il s'en forme une Langue, qui fe perfectionne dans la fuite par le tems, par la confiftance de l'Etat, & fur-tout par les Sciences & les Arts.

Il en eft de la Langue Françoife ce qu'il a été des Langues Grecque & Latine, d'où elle vient ; lorfqu'elle commençoit à fe former, on la parloit moins, on fe fervoit plus de la Langue des Romains vainqueurs des Gaules, qui y avoient établis leurs Loix, qu'on nomme encore le Droit Romain ; le peuple même parloit Latin en France, comme il le parle encore en Pologne. Les Arrêts, les Jugemens, les Actes, les Sentences même de Police étoient en Latin ; lorfqu'on parloit en public, c'étoit en Latin ; c'étoit en cette Langue qu'on plaidoit, & même qu'on prêchoit.

Les Latins ayant reçu des Grecs les Sciences, les Arts & la Mythologie des Dieux, fe font long-tems fervi de la Langue Grecque : les Romains alloient à Athènes apprendre le Grec & les Sciences.

Nous tenons les Sciences & les Arts avec la plus grande partie de notre Langue des Latins & des Grecs, comme les Latins les tenoient des Grecs, les Grecs des Egyptiens, les Egyptiens des Phéniciens, & les Phéniciens des Indiens ; parce qu'on imite la Nation qui eft le plus en poffeffion des connoiffances humaines.

Il en est des connoissances humaines comme de toute autre chose : il y en a toujours à peu près la même quantité, qui se trouve tantôt chez les habitans d'une partie de la terre, tantôt chez ceux d'une autre contrée ; ce qui ne vient pas de ce qu'il est déterminé qu'il n'y en aura jamais qu'une certaine quantité, mais je pense qu'il n'yen a qu'une certaine quantité, que parce que tout est périssable, & que les révolutions ne permettent pas qu'un peuple soit toujours dans le même état, son gouvernement change à la fin, ou par des peuples barbares qui le subjuguent, ou par des déluges, ou par la mollesse qui est l'effet des commodités de la vie, que procurent les Arts même.

Les Vainqueurs d'une Nation y donnent leurs Loix, leurs coutumes, leurs Arts, leurs Sciences, & leur Langue, lorsque ces choses excellent plus parmi eux, que dans le pays qu'ils viennent occuper ; sinon ils adoptent tout cela, lorsqu'ils le trouvent plus parfait chez le peuple vaincu, comme les Tartares ont fait chez les Chinois, & les Turcs chez les Grecs. La Langue Grecque

s'établit en Egypte par la conquête d'A-
lexandre le Grand, parce que les Egyptiens de qui les Grecs tenoient ce qu'ils
sçavoient, avoient depuis dégénérés, &
au contraire les Grecs s'étoient perfec-
tionés.

Les peuples du Nord, quoique moins
subjugués par les Romains, que ne l'ont
été les Méridionaux, ont plus généralement reçû la Langue Latine,
parce qu'ils ont appris des Romains les
Sciences & les Arts, au lieu que les
Méridionaux les possédoient aussi bien,
& mieux que les Romains.

Les peuples grossiers qui ont détruit
l'Empire Romain, ont détruit aussi la
Langue Latine, parce qu'ils n'ont pas
séjourné assez long-tems en Italie; d'ailleurs la Langue Latine n'étoit pas aussi
parfaite que la Grecque, de l'aveu même
des Romains, parce qu'elle n'a pas duré
si long tems : les Langues suivent non-
seulement la splendeur des Empires des
Nations qui les parlent, mais aussi leur
durée. La constitution permanente ou
différente d'un Etat fait aussi à la durée
des Sciences, des Arts & d'une Langue. La Langue Grecque fut plus long-

tems dans un état de perfection que la Langue Latine. Il est certain qu'on a parlé le vrai Grec littéral, même long-tems après la ruine de l'Italie & la perte de la Langue Latine naturelle.

La Langue Hébraique a été dans sa plus grande perfection depuis Saül jus-qu'au premier des Macchabées, qui a été le tems de la plus grande puissance des Hébreux.

L'état le plus florissant de la République des Grecs a été depuis Périclès jusqu'au siécle qui a suivi Alexandre : la Langue Grecque étoit aussi alors dans la plus haute splendeur.

La grandeur la plus remarquable de l'Empire Romain a été depuis la ruine de Carthage, jusqu'à l'Empereur Trajan ; c'est aussi dans ce même espace de tems que la Langue Romaine s'éleva à sa plus grande gloire.

La Langue Françoise est la plus ré-pandue & la plus belle de l'Europe depuis Henri IV; & il y a lieu de croire que sa beauté & ses progrès augmenteront encore, parce que, comme je l'ai déja dit, la perfection d'une Langue est proportionnée à la durée de l'Etat de la Nation, & à son goût pour les Sciences & les beaux Arts.

On voit dans les Livres les tems de la naissance, de la perfection & de la décadence des Langues : l'excellence des Auteurs prouve l'excellence d'une Langue.

Le tems le plus avantageux de la Langue Hébraïque a été sous les régnes de David & de Salomon qui ont été les plus grands Rois d'Israël. L'excellence de la Langue Grecque a été du tems de Philippe de Macédoine & d'Alexandre le Grand. Le beau tems de la Langue Latine a été sous les empires des deux premiers Césars ; & celui de la Langue Françoise est sous les régnes de Louis le Grand, & de Louis le Bien-aimé.

Il est besoin d'hommes sçavans pour faire passer les Sciences dans l'usage & dans les mœurs de chaque Nation ; tant qu'il n'y a point de Sçavans du pays qui en ayent traité dans la Langue commune, les Sciences & les Arts y sont moins parfaitement connus : il faut pour que les Sciences profitent dans un pays, y établir la Langue dominante ;

ou les traiter en cette Langue.

L'expérience, ou plûtôt l'hiſtoire de tous les ſiécles prouve qu'il y a toujours dans chaque partie du monde une Langue dominante, comme aujourd'hui l'Arabe en Aſie, & le François en Europe. Il eſt inutile de s'oppoſer à l'établiſſement de la Langue dominante dans les Sciences, c'eſt s'oppoſer à leur entrée dans les pays où elles ne ſont pas, ou à leur perfection dans celui où elles ſont déja introduites : c'eſt s'oppoſer à leur progrès en général, que de ne vouloir pas qu'on les traite en la Langue la plus connue, & par conſéquent la plus facile.

A meſure que la Langue Françoiſe s'eſt formée, elle eſt devenue plus en uſage ; & l'uſage l'a perfectionnée ; elle devint d'abord la Langue de la Société civile ; il n'y avoit plus que dans les Écrits, dans les Diſcours publics, & pour les Sciences qu'on ſe ſervoit de la Langue Latine.

Le François ſe perfectionnant de plus en plus, les Actes Juridiques, les Plaidoyers, les Sermons, & les Ordonnances de Police ont ceſſé d'être donnés en Latin; ce fut du tems de Louis XI, sous le régne duquel les connoissances humaines furent beaucoup augmentées en France.

Ces progrès de la Langue Françoise ont continué & augmenté comme ceux de la Nation; car les Langues suivent les Empires, selon que les circonstances y concourent. Les Déclarations du Roi, & les Arrêts de son Conseil, les Sentences des Juges, & les Arrêts des Parlemens cesserent d'être rendus en Latin; ce changement se fit par ordre exprès de François I, qui a été le Restaurateur des Lettres en France; on commença de son tems à ne plus traiter en Latin, que les Sciences.

Enfin la Langue Françoise ayant été portée jusqu'à sa perfection sous Louis XIV, on a enseigné les Sciences même en François; c'est depuis ce tems le langage des Académies.

C'est ce qui a été écrit sous ce régne, qui semble fixer la Langue Françoise, comme ce qui a été écrit sous le régne d'Auguste a conservé la Langue Latine.

La splendeur de la Langue Latine

commença

commença du tems d'*Ennius*, & elle fut à son point de perfection dans celui de *Ciceron*; comme la perfection de la Langue Françoise a commencée du tems de *Malherbe*, & elle paroît avoir été achevée dans celui de *Bossuet*.

La Langue Françoise est aussi éloquente que la Latine; la Langue Latine est moins sçavante & moins polie que la Françoise, parce que les Sciences & les Arts sont portés à une plus grande perfection par les François, qu'ils ne l'ont été par les Latins.

La Langue Grecque a été plus polie & plus éloquente, & peut-être plus sçavante que les Langues Françoise & Latine; les Romains eux-mêmes reconnoissoient que le Grec étoit au-dessus du Latin.

Les Romains plus occupés de la guerre s'appliquoient moins aux Sciences & aux Lettres. Le climat y fait beaucoup aussi : les hommes ont beaucoup plus de sensibilité & de vivacité dans les pays chauds que dans les pays froids : par exemple, l'oreille est plus juste & plus sensible, c'est-à-dire, plus fine dans les climats chauds, que dans

B

les froids ; les Latins avoient cet avantage sur nous, que les Grecs avoient
sur eux : mais ces Guerriers avoient
moins d'étude que nous ; & l'étude peut
réparer en partie les désavantages du
climat : l'étude de la Musique, par
exemple, forme l'oreille.

Les Grecs & les Latins se sont servi
de leurs Langues pour les Sciences &
les Arts par dégrés, à mesure qu'elles
se sont perfectionnées.

Les plus sçavans Auteurs de l'Antiquité comme Hippocrate & Aristote
chez les Grecs, Celse & Vitruve chez
les Latins, ont écrit en leurs Langues.
On doit de même traiter aujourd'hui
en France des Sciences, en François.
M. de Thou auroit mieux fait d'écrire
son Histoire en François, qu'en Latin :
on la lit peu en cette Langue, on préfere la traduction qui en a eté faite en
François ; les étrangers même aiment
mieux la lire en François, qu'en Latin.

Il ne faut pas s'étonner si on trouve
de si grands Génies pour toutes sortes
de Sciences parmi les Grecs, c'est qu'ils
les étudioient en leur Langue ; ainsi
l'application de leur esprit n'étoit point

partagée, & leur pensée n'avoit qu'un objet; car on entend mieux ce qu'on apprend en sa Langue, que ce qu'on étudie en une Langue morte.

Pour quoi dans les derniers siecles a-t-on traduit en Latin les Auteurs Grecs, si ce n'est que le Grec étoit plus étranger que le Latin, qui alors étoit presque la Langue commune; si ce n'étoit pour rendre les Sciences & les Arts plus à la portée de tout le monde, ce qui les étendoit & en augmentoit les progrès?

Aujourd'hui que la Langue Latine est moins en usage, & plus étrangere, & qu'au contraire la Langue Françoise est plus répandue & plus perfectionnée, on doit pour les mêmes raisons traduire en François les Auteurs Latins, comme on traduisoit autrefois les Auteurs Grecs en Latin, & c'est présentement en François qu'on doit traduire tous ceux qui en valent la peine. C'est pourquoi l'Académie de France a fait traduire en François ses premiers Mémoires qui avoient été écrits en Latin.

La Faculté de Médecine a donné à connoître que c'est aussi son sentiment, en approuvant la traduction qu'on a faite en François d'un Dictionnaire de toute la Médecine , dont l'édition a été donnée par un de ses Membres.

Et M. le Président de Malesherbes ; pour augmenter les progrès des Sciences, fait traduire en François les Livres de Pline, & ceux des meilleurs Auteurs Allemands qui ont traité de la Chymie.

On ne doit pas, pour relever la beauté de la Langue Latine, & déprimer les Traductions en général, objecter qu'on ne peut traduire avec la même force de l'Original certains endroits des Auteurs Latins : on ne pourroit de même traduire en Latin certains endroits des Auteurs François ; ce qui vient de ce que l'Auteur Original a travaillé dans la liberté de son génie, au lieu que le Traducteur est obligé de s'assujettir aux expressions étrangeres qui ne conviennent pas quelquefois à sa Langue, parce que chaque Langue a ses expressions particulieres ; ainsi le Traducteur est plus ou moins gêné, & il n'a pas la liberté en écrivant, il n'écrit pas si bien que celui qui en jouit.

Il y a de certaines finesses de Langues, qui ne peuvent paſſer de l'une en l'autre ; le Grec qui eſt au-deſſus du Latin, de l'aveu même des Latins, ne rend pas ſi bien le *veni, vidi, vici* de Céſar : Plutarque qui eſt celui qui a le mieux rendu cela en Grec, ne l'a cependant pas ſi bien dit par ἦλθον, εἶδον, Ἐνίκησα.

Il y a dans toutes les Langues de ces beautés incommunicables ; & les Latins n'ont point d'avantage ſur les autres en ce point. La Langue Françoiſe a des expreſſions belles & ſingulieres, que la Latine ne pourroit jamais rendre avec une pareille grace.

C'eſt une regle générale que dans les endroits fort élégans, la traduction eſt toujours au-deſſous de l'original ; c'eſt pourquoi communément une traduction paroît mauvaiſe, lorſqu'elle eſt exacte, parce que ce qui va à une Langue, ne va pas à une autre. Si la traduction n'eſt pas exacte par les expreſſions, on dit qu'elle eſt infidéle ou licentieuſe : on ne pardonne point au Traducteur les fautes de l'Original, & on ne lui donne pas la liberté de les corriger.

C'eſt ce qui a fait qu'on ne trouva

pas bonnes, les traductions même que
fit Cicéron d'une Harangue d'Eschine,
& d'une de Démosthène, quoique ce
grand Orateur crut les avoir aussi bien
traduites qu'il étoit possible de le faire,
puisqu'il les propose, *de optimo genere
Orat.* à ceux qui voudront imiter les
Auteurs Attiques. Il s'y étoit plus at-
taché aux pensées qu'aux paroles, parce
qu'on peut plus aisément rendre en différentes Langues, les pensées que les
paroles.

Quoique Cicéron eut une imagina-
tion féconde & fleurie, capable de trouver des expressions égales, & peut-être
quelquefois préférables aux Grecques,
les Romains, ses contemporains, ne goû-
toient point ces traductions; & c'est une
injustice qu'on faisoit à Ciceron, parce
qu'une bonne traduction doit être fondée sur l'excellence du sens, & non
pas sur quelques rencontres de mots.

Les Romains avoient appris les Sciences & les Arts dans les Ouvrages des
Grecs; & ceux qui autrefois à Rome,
comme aujourd'hui à Paris, vouloient
que les Livres des Sciences fussent écrits
en Grec, comme ici en Latin, objec-

toient que ceux qui avoient fait leurs études, avoient étudié en Grec, & aimoient mieux pour cela lire les Traités de Sciences en cette Langue qu'en Latin, & que ceux qui ne fçavoient point le Grec, c'eft-à-dire, ceux qui n'avoient point étudié, n'y entendroient rien, quand on les mettroit en Langue vulgaire.

On peut répondre en deux mots, que ce font des reftes de la barbarie où fe trouvent d'abord les nations dans leur origine, que laiffer les connoiffances humaines enveloppées dans les difficultés d'une Langue morte.

Le Chancelier de l'Hôpital propofa de fonder dans Paris des Colleges pour y enfeigner toutes les Sciences en François ; & après lui le Cardinal du Perron tenta la même chofe.

On a établi dans les Univerfités des Chaires pour y enfeigner publiquement la Jurifprudence en François ; on a fondé auffi des Chaires de Mathématique qu'on enfeigne en François La Faculté de Médicine enfeigne en François la Chirurgie ; c'eft auffi en François qu'on enfeigne au Jardin Royal la

Pharmacie, l'Anatomie, & la Botanique.

Cet établissement du Jardin Royal où s'enseignent les Sciences qui ont pour objet la conservation de la vie des hommes, est d'autant plus utile qu'il est plus fréquenté ; les Professeurs qui enseignent en François y ont beaucoup plus d'Auditeurs que les autres Professeurs qui enseignent en Latin. Les Professeurs du College Royal qui sont aussi des hommes sçavans, & qui sont Professeurs perpétuels, ont peu d'Etudians, parce qu'ils parlent une Langue morte. Lorsque M. Astruc qui est un de ces sçavans Professeurs, expliquoit ses Cahiers en François, il étoit beaucoup plus suivi, même par les jeunes Médecins, qu'il ne l'est depuis qu'il a cessé ces explications.

On objecte que d'enseigner la Médecine en François, c'est en instruire des gens non lettrés, qui ne sont pas faits pour la pratiquer, que c'est faire des Charlatans ; car quiconque fait les fonctions de Médecin, sans être reçû Médecin selon les Loix qui mettent la police dans l'exercice d'une profession qui a pour objet la conſervation & le rétabliſſement de la ſanté des hommes, eſt un Charlatan.

Mais il n'y a rien ſans quelque in-convénient, & les Magiſtrats attentifs à la conſervation de la vie des Citoyens, ſe feront toujours un devoir de leur charge, de protéger la Médecine, en reprimant ces abus.

D'ailleurs ces Leçons de Médecine, en quelque Langue qu'elles ſoient don-nées, ne ſont pas bien compriſes par ceux qui n'ont pas eu l'éducation ſcien-tifique des Éleves en Médecine; & c'eſt l'uſage qu'on fait dans la ſuite de ces Leçons en fréquentant les autres Mé-decins, qui en fait l'application, & qui diſtinguera toujours les Médecins de tous ceux qui voudront ſe mêler de leur Art, parce que ceux-ci ne fréquentent pas communément, ou ne fréquentent pas avec la même ouverture ſur le fait des maladies, les Médecins, comme les Médecins communiquent entre eux; ce qui donne par tradition, la pratique vi-vante qui ne peut s'apprendre ni dans les Livres, ni même par les Leçons des Maîtres, mais en conférant entre Médecins fur l'état des malades qu'ils voyent enfemble ; c'eft pourquoi il importe beaucoup aux Médecins & au Public que les confultations foient plus fréquentes ; enfin on s'adreffe, du moins en dernier reffort, & on s'adreffe toujours plus fouvent au Médecin qu'à tout autre ; c'eft encore en partie, ce qui forme les Médecins, & les entretient par l'exercice, parce qu'en général les poftes font autant les hommes, que les hommes font les poftes.

On traite aujourd'hui des Sciences en François, même dans les pays étrangers : le Roi de Dannemarc a établi à Copenhague une Chaire de Profeffeur en Langue Françoife. On parle François dans toutes les Cours de l'Europe. L'étude de la Langue Françoife fait partie de la bonne éducation des Seigneurs étrangers ; ils fe font honneur de parler une Langue qu'on ne peut plus honnêtement ignorer, parce qu'elle eft devenue la Langue générale. Les Ambaffadeurs aiment mieux s'expliquer en François dans leurs Mémoires publics, que d'écrire dans une Langue moins connue.

Les Comédiens François portent dans les pays étrangers leur Langue avec les manieres françoises.

S'opposer à l'établissement dans un pays particulier, de la Langue dominante en général dans l'Europe, seroit, comme nous l'avons déja dit, s'opposer à l'établissement des Sciences & des Arts dans ce pays, parce que les Sciences & les Arts ont dans tous les tems été mieux traités & mieux connus, & on les a toujours mieux appris dans la Langue générale que dans toute autre. Ce seroit s'occuper d'une petitesse, & négliger un très-grand intérêt, que de retarder chez soi l'établissement des Sciences & des Arts, pour retarder les progrès d'une Langue qui devient dominante, & cela par la raison qu'elle est la Langue d'un Peuple voisin qu'on jalouse.

Le Roi de Prusse à qui rien n'échappe de ce qui peut faire le bien de ses États, s'est mis au-dessus de ce préjugé : ce grand Prince, qui mérite l'amour & l'attachement de ses Sujets par son gouvernement, l'estime & le respect des Sçavans par son goût pour les

Lettres, l'attention & l'admiration de toute l'Europe par sa politique, a voulu qu'elles fussent traitées en François dans ses Académies. Si le Roi de Prusse veut bien employer ce moyen pour perfectionner chez lui les Sciences sérieuses, & les Arts d'agrément, les autres Souverains peuvent ou doivent bien chercher à l'employer aussi.

La prononciation françoise est la plus douce ; nous prononçons le Latin à la françoise avec plus de douceur que ne le prononçoient les Latins.

La Langue Françoise ne permet pas qu'on exprime certaines choses, que les Latins ont exprimées en leur Langue grossierement.

La Langue Françoise a des expressions aussi fortes ; elle a autant de majesté & plus d'harmonie que la Latine.

Nos Écrivains François ont autant de beaux endroits que les Latins.

Les mots françois ont la signification, pour le moins aussi forte, & ont le ton plus doux, que n'ont les mots latins.

La Langue Françoise employe beaucoup les voyelles qui font une prononciation douce ; elle a même une voyelle

plus que n'a Langue Latine, qui eſt
l'*e* féminin, ce qui lui donne une harmonie finguliére. Elle a auſſi plus d'*l*,
& la rencontre des *l* eſt extraordinairement tendre.

La terminaiſon en *u* qui eſt très-
agréable, eſt plus fréquente dans le
François que dans le Latin : nous diſons queſtion, opinion, &c. & les Latins diſent *queſtio*, *opinio*. La prononciation françoiſe porte ſi naturellement
à adoucir tout ce qu'elle exprime, qu'on
prononce l'*n* au lieu de l'*m*, parce que
l'*n* eſt plus douce, comme fain, alun,
au lieu de faim, alum, &c. La Langue
Françoiſe a cela de commun avec la
Langue Grecque, qui a auſſi beaucoup
de terminaiſons en *v*; le François a
beaucoup d'autres reſſemblances avec le
Grec, comme ſont les Aoriſtes, qui ne
ſont point dans la Langue Latine.

Dans la Langue Françoiſe la conſtruction eſt directe, & par conſéquent
plus naturelle & plus intelligible que la
conſtruction latine qui eſt renverſée. Le
François ne ſe donne pas la liberté de
renverſer l'ordre des mots, ce qui fait
qu'il trouve plus difficilement la cadence

des périodes, mais il la donne plus belle; parce qu'elle est plus étudiée, & cependant plus simple & plus naturelle.

Ce qui fait que bien des gens en France sont attachés au Latin, c'est qu'ils l'ont appris avec étude, les Maîtres leur en ont fait remarquer les beautés, ils sont accoutumés à l'admirer; au lieu qu'ils sçavent le François, sans l'avoir appris, sans avoir fait aucune réflexion sur les beautés de cette Langue : elle leur est familiere, & par conséquent elle est en quelque sorte méprisable.

Dans tous les tems on a moins estimé un Discours fait en une Langue vivante, qu'en une Langue morte, parce qu'on estime moins ce qui est plus familier : Cicéron *de Orat.* dit, parlant de sa Langue vivante, *Nemo enim unquam est Oratorem, quòd latinè loqueretur, admiratus.*

On aime par opinion, l'antiquité & la nouveauté, ces deux extrêmes, c'est pourquoi on a aujourd'hui dans les Assemblées scientifiques, plus de vénération pour le Latin, parce qu'il sent plus l'antiquité, sur-tout s'il est prononcé avec un habillement qui ne soit pas ordinaire dans la société.

Ceux qui parlent Latin, font souvent un amas de belles paroles qui n'apprennent rien : ils se font une gloire de bien parler Latin seulement, quand il ne résulteroit rien de cette pompe de mots qu'un sens fort médiocre.

M. Charpentier a eu bien raison de soutenir dans son Livre de l'Excellence de la Langue Françoise, qu'on doit faire les Inscriptions des monumens publics en la Langue générale, vivante ; en effet il faudroit une Langue immortelle pour ces Inscriptions, ou du moins, il faut prendre la plus durable ; or la Langue Françoise étant aussi parfaite que la Latine, & étant encore vivante, durera plus que la Latine & la Grecque ; parce qu'il n'y a point lieu de douter que, lorsqu'elle ne sera plus vivante, elle ne subsiste encore par ses Auteurs, &c. comme ont subsisté les Langues Indiennes, Phéniciennes, Egyptiennes, Hébraïques, Grecques & Latines ; & enfin la Langue Françoise passera comme elles; mais elle passera après elles, & par conséquent durera plus long-tems, ou plus dans l'avenir, ce qui doit engager à

l'employer aux monumens, pour la durée desquels on fait des vœux.

Les éloges que les monumens publics
nous transmettent, que l'Antiquité a
donnés aux demi-Dieux, Rome à ses
Céfars & à ses Empereurs, ont été en
la Langue générale & vivante de ces
tems.

En effet, comme le dit M. Charpentier, rien ne doit être négligé de tout
ce qui peut entretenir dans le cœur des
peuples cette soumission falutaire, dont
les bons effets retombent autant fur eux,
que fur le Souverain, par la force au-de-
hors, & la tranquillité au-dedans, que
cela donne à l'État. Rien ne peut con-
tribuer davantage à l'établissement de
cette heureuse difposition, que le recit
des vertus du Prince ; c'est en quelque
façon détourner ce bonheur que d'ex-
pofer ces louanges en une Langue qui
n'est pas entendue de tous ses Sujets,
parce qu'il n'est pas question qu'il ne
foit aimé & obéi que de ceux qui ont
la connoissance de cette Langue morte,
la latine, mais de tous en général, & il
n'y a que la Langue vivante & dominante qui foit dans ce cas.

'Ainſi, les avantages qu'il y a à eſ-
pérer pour ces peuples, du reſpect que
leur imprime la majeſté de ces éloges,
ſont perdus, lorſqu'ils ſont en Latin.

Ce qui s'oppoſe à ce que nous diſons
ici, c'eſt qu'il eſt plus difficile de les
faire, ou plûtôt de les faire approuver
en François qu'en Latin, où communément les défauts ne ſont pas en un ſi
grand jour : peu de gens ſont en état
d'en juger. On examine avec beaucoup
plus de diſcernement tout ce qui eſt
écrit en Langue ordinaire ; où l'on n'eſt
point diſtrait par l'étude des mots ,
comme dans une Langue morte, qui
d'ailleurs ſouvent nous impoſe.

Il eſt plus facile à un François de
parler & d'écrire en François , mais il
lui eſt plus difficile d'y paroître & d'im-
poſer, parce qu'on entend & on juge
plus facilement le François ; les choſes
ne ſont point couvertes par des termes
pompeux, dont on ſçait moins la ſigni-
fication , que des mots françois.

Il y a des gens qui eſtiment ce qui
eſt difficile, & ont une ſorte de reſpect
pour ce qui eſt obſcur. Les hommes en
général ſont plus frappés d'admiration.

pour les choses qui leur font voilées; c'est pourquoi il y en a qui font dans l'opinion que, pour inspirer plus de confiance à la Médecine, il faut tenir l'Art caché, & user de tradition, comme d'une espece de cabale; ils pensent que c'est avilir la Médecine, que de la mettre à portée de tout le monde.

Cette opinion n'est pas honorable; il faut, pour procurer à la Médecine la confiance qu'elle mérite, que les Médecins y ayent confiance eux-mêmes: on ne doit avoir aucune confiance en un Médecin qui lui-même n'en a pas en son Art. Les vrais Médecins rendent la Médecine recommandable par leur probité, par la profondeur de leurs connoiffances, par leur attention à observer les maladies, & par la dignité de leurs actions auprès des malades, & non pas en cachant les moyens qu'ils employent pour les guérir, & en flattant la cupidité ou la mollesse des malades, tandis que d'un autre côté ils ne se contentent pas de donner des conseils, & d'employer seulement la persuasion pour les faire suivre, ils exigent une obéissance qui n'est point dûe, &

qui eſt même indécente, au lieu de la confiance qui eſt convenable, & même néceſſaire. *L'Ordonnance du Médecin n'enjoint qu'à ceux qui ſont employés pour le malade, auquel le conſeil eſt donné.* Il y a ſur cela un préjugé généralement répandu, qui eſt également préjudiciable aux Médecins & aux malades ; il rend les Médecins odieux, & les malades déraiſonnables.

La Médecine a fait de grands progrès depuis Hyppocrate, elle ne manque pas de profiter des découvertes que fait la Phyſique, qui eſt ſa baſe ; mais les progrès ſeroient encore plus grands, ſi on n'y étoit pas diſtrait par les Langues mortes, & ſi on l'apprenoit dans la Langue vivante, comme a fait Hyppocrate, qui dit que cet Art eſt long, & la vie courte.

Des Tisanes en général.

LA Tisane étoit chez les Anciens un aliment. Elle étoit faite avec de l'orge mondé & pilé, d'où est venu le nom ptisane.

L'orge cuit dans de l'eau a servi de boisson ordinaire aux malades dans la suite ; & enfin toute décoction pour la boisson des malades est nommée aujour-d'hui tisane.

Tisane commune.

Prenez quatre onces de chiendent, mondé & coupé, faites cuire dans douze livres d'eau commune réduites à dix, jettez-y une once de reglisse ratissée & concassée ; retirez-la aussi-tôt du feu, & un quart d'heure après ver-sez-la à clair, ou la passez.

Tisane nitrée, plus passante.

Prenez six livres de tisane commune ; faites-y dissoudre un gros & demi de nitre purifié.

Tisane aigrelette, rafraîchissante.

Prenez six livres de tisane commune, ajoûtez-y de l'esprit de vitriol ou de souphre, ou de l'eau de Rabel, jusqu'à une agréable acidité.

Tisane ou eau d'orge, pectorale.

Prenez quatre onces d'orge mondé ou frotté dans un gros linge, lavez-le dans plusieurs eaux chaudes ; ensuite faites-le cuire doucement dans douze livres d'eau commune jusqu'à la consomption de la troisieme partie, dans un vaisseau clos ; enfin, jettez y une once de reglisse ratissée & concassée ; retirez aussi-tôt du feu, & un quart d'heure après passez la tisane dans un tamis, en écrasant l'orge avec une cuillere.

Tisane, ou eau de Ris.

Prenez deux onces de Ris mondé & lavé, ajoûtez-y, selon le besoin, dans les dévoyemens une once & demie de corne de cerf rapée, suspendue dans un nouet, ou en cas d'hémorragie, trois onces de racines de grande

Confoude. Faites bouillir doucement
dans un vaiffeau fermé, avec feize livres d'eau, pendant environ une heure
& demie.

Tifane, ou eau de graine de Lin, pour les difficultés d'uriner.

Prenez demie once de graine de Lin
lavée & enfermée dans un nouet, faites
la bouillir légerement dans douze livres
d'eau commune.

Tifane de racines de Guimauve pour les maladies de Poitrine & de la Veffie.

Prenez quatre onces de racines de
Guimauve nettoyées, faites-les bouillir
légerement dans huit livres d'eau commune, jettez-y une once de regliffe,
en retirant du feu.

Tifane de Patience, pour les maladies provenantes de la bile.

Prenez quatre onces de racine de Patience nettoyée & coupée, faites cuire
dans douze livres d'eau commune jufqu'à la confomption de la troifieme
partie.

Tifane de Scorfonere, pour les maladies de venin.

Prenez huit onces de racines de Scorfonere mondées & coupées, faites-les bouillir dans douze livres d'eau commune jufqu'à la confomption de la troifieme partie, jettez-y une once de regliffe ratiffée, & retirez auffi-tôt du feu.

Tifane de Scorfonere laiteufe, pour adoucir l'acreté du fang.

Prenez fix livres de la précédente tifane de Scorfonere, deux livres de lait de vache écumé, & mêlez.

Tifane contre la pulmonie.

Prenez des Sebeftes, des Jujubes, de chacun une once, fix figues graffes, une once & demie de raifins fecs, dont vous ôterez les pepins, & ouvrez les autres fruits avec un couteau; faites cuire pendant une demie heure dans douze livres d'eau commune, coulez la liqueur en preffant fortement.

Tifane diuretique, & calmante.

Prenez des racines de Fraifier, de

Pis-en-lit, & de Chiendent, de chacun
deux onces, vingt fruits d'Alkekenge ;
faites bouillir dans douze livres d'eau
commune jufqu'à la confomption de la
quatrieme partie, & mettez - y une
once de regliffe, & retirez du feu.

Tifane apéritive des vifceres du bas-ventre.

Prenez des racines d'Afperge, de
Chardon Rolland, de petit Houx, de
Garance, de chacun deux onces, faites-
les bouillir dans douze livres d'eau commune jufqu'à la confomption de la troifieme partie, on peut y ajoûter un peu
de regliffe en retirant du feu.

Tifane Anti-néphrétique diffolvente.

Prenez deux onces de racines de Pa-
rerabrava concaffées, une once de bois
Néphrétique pilé, fes femences de Gre-
mil, d'Hyeble, concaffées, de chacun
une demie once. Faites infufer pendant
douze heures dans douze livres d'eau
commune, faites bouillir jufqu'à la confomption de la troifieme partie, & ajoûtez y fur la fin une once de regliffe ratiffée & concaffé.

Tifane

Tisane Anti-néphrétique émultionnée.

Prenez quatre têtes de Pavot blanc, avec la semence écrasée, faites-les bouillir dans douze livres d'eau commune, jusqu'à la consomption de la troisieme partie, ajoûtez sur la fin des quatre semences froides majeures, mondées & concassées, de celles de Lin enfermées dans un nouet, de chacun deux gros, de reglisse ratissée & concassée, de la racine de Guimauve nettoyée, de chacun une once.

Tisane astringente.

Prenez des Bistortes, de grande consoude, de chacun deux onces, de la Tormentillle, des écorces de Grenade, de chacun une once, & six gros des fruits de Sumach. Faites cuire le tout dans quatorze livres d'eau commune jusqu'à la consomption de la troisieme partie, jetttez-y une once de reglisse.

Tisane contre les vers.

Prenez six livres d'eau de Mercure purifiées, deux onces & demie de racines de grande Fougere, faites cuire jufqu'à la confomption de la quatrieme partie coulée.

Pour faire l'eau de Mercure il faut faire bouillir un quarteron de Mercure dont on aura fait un nouet avec un petit linge ferré, dans quatre pintes d'eau pour réduire à trois pintes.

Tifane anti-Scorbutique.

Prenez quatre onces des racines de Raifort fauvage, coupez même, & faites cuire en un vaiffeau clos dans dix dix livres d'eau commune, faites-y infufer une once de racine de Polypode de chêne écrafée.

Tifane Sudorifique, pour purifier le fang.

Prenez des racines d'Efquine, de Salfepareille, de chacun deux onces, une once de bois de Gayac réduit en rapure, quatre onces d'antimoine crû, concaffé, & fufpendu en un nouet, jettez par-deffus douze livres d'eau bouillante, & laiffez macérer pendant douze heures dans un vafe clos, faites cuire enfuite jufqu'à la confomption de la troifieme partie, ajoûtez fur la fin une once

de bois de Saſſefras, un gros d'Anis,
faites-y infuſer une once de regliſſe ratiſlée & concaſſée.

Tiſane Sudorifique & purgative.

Prenez deux livres de Tiſane Sudo-
rifique décrite ci-avant, demie once de
Senné mondé, faites-y infuſer, & enſuite coulez.

Tiſane purgative ou royale.

Prenez une once & demie des racines de Patience, de Polypode, de
Chêne & de Chicorée ſauvage, de chacun une once, & du ſel d'Epſon une
once; faites bouillir dans quatre livres
d'eau commune réduites à trois, ajoûtez ſur la fin, ſix gros de Sené mondé,
un gros d'Anis, trois gros de Regliſſe
ratiſlée & concaſſée, & un citron coupé
par tranches, retirez auſſi-tôt du feu,
& coulez la liqueur.

Tiſane ou Décoction de Fumeterre pour les maladies de la peau.

Prenez deux poignées de Fumeterre,
faites bouilir légerement dans trois livres de petit lait, ou d'eau commune;

on peut ajoûter à la colature le Sirop
Mercuriel, vulgairement de longue vie ;
pour les maladies qui viennent d'obf-
truction, ou des viſceres du bas-ventre,
& particulierement du foye.

Lait coupé.

Prenez un tiers de lait de vache ;
& les deux tiers de décoction d'orge
mondé, mêlés. La proportion doit dif-
férer ſelon les différentes occaſions.

I N F U S I O N S.

Infuſion de Capillaire.

P RENEZ ſix pincées de Capillaire ;
jettez-le dans ſix livres d'eau commune,
& faites bouillir légerement, ajoûtez
trois onces de ſucre à la colature, ou
ſix onces de miel.

Infuſion pectorale avec les fleurs.

Prenez des fleurs de Mauve, de
Bouillon blanc, de Tuffilage, de Coquelicoq, & de pied de Chat, de chacun deux pincées, jettez deſſus ſix livres d'eau bouillante, laiſſezle tout en

infusion. On peut ajoûter à la colature
ce qu'il faut de Sirop de Capillaire ou
de Sucre, ou de miel.

Infusion Vulnéraire.

Prenez douze pincées des Vulnéraires de Suisse, mettez-les dans six livres d'eau bouillante, laissez infuser,
coulez & édulcorez la colature avec du
Sucre ou du Sirop convenable.

Infusion ou tincture de Rhubarbe.

Prenez trois gros de Rhubarbe cassée
en petits morceaux. Faites-la infuser
dans trois livres d'eau bouillante pendant quelques heures, faites-la bouillir
ensuite légerement, & coulez.

DECOCTIONS.

DECOCTIONS ALTERANTES.

Décoction Fébrifuge simple.

PRENEZ six onces d'Ecorce du Pé-
rou grossierement pulvérisée, faites bouillir dans dix-huit livres d'eau commune
jusqu'à la consomption de la troisieme

partie, coulez; on peut l'édulcorer avec une suffisante quantité de Sirop d'Orgeat; ce sera alors décoction fébrifuge émultionnée.

Décoction blanche, humectante, adoucissante & nourrissante.

Prenez une once & demie de raclure de Corne de Cerf, deux onces & demie de pain blanc ; faites cuire dans douze livres d'eau commune, coulez, & édulcorez avec trois onces de sucre, & aromatisez avec un peu d'eau de fleurs d'Orange ou de Canelle.

Décoction pour les vapeurs.

Prenez des herbes d'Armoise, de Matricaire, de Mélisse, de Marrube, & de Soucy de campagne, de chacun quatre poignées ; faites bouillir légerement dans vingt livres d'eau commune, coulez la liqueur avec forte expression des feuilles. La date est depuis un posson jusqu'à une pinte par jour.

Eau pour les vapeurs.

Elle se fait avec les mêmes plantes

diſtillées, comme il eſt expliqué dans la *Chymie Médicinale*, Tome I.

Decoction pour exciter les Régles.

Prenez quatre poignées de chacune des herbes de la Décoction pour les vapeurs, de la Rhue, de la Sabine, & de l'Abſinthe, de chacun deux poignées, faites cuire dans trente livres d'eau commune réduites à vingt-quatre, & paſſez la liqueur. La doſe eſt depuis un demi verrre, juſqu'à une chopine.

Eau pour exciter les Régles.

Elle ſe fait avec les mêmes plantes diſtillées, avec la méthode indiquée.

Décoction pour faire tranſpirer, comme dans le cas des maladies de venin.

Prenez des racines de Scorſonnaire, de Bardane, de chacun ſix onces, des feuilles de Chardon béni, de Reine des prés d'Iſcabieuſe, de chacun quatre poignées, faites cuire dans vingt-quatre livres d'eau commune réduites à vingt-

Eau Diaphorétique.

Elle se fait avec les mêmes plantes distillées avec soin.

Décoction Cardiaque, pour soutenir dans les foiblesses.

Prenez quatre onces de Bayes de Genièvre concassée, des écorces extérieures de Citron, d'Orange, de chacun une once, des Sommités de Menthe, de Buglosse & de Bourroche, de chacun trois poignées, & six pincées de fleurs d'Œüillets rouges, faites cuire dans environ seize livres d'au commune.

Eau Cardiaque.

Elle se fait avec les mêmes plantes distillées selon l'Art.

Décoction Céphalique, pour les douleurs de tête & étourdissemens.

Prenez des herbes de Mélisse, de Bétoine, de chacun quatre poignées, des sommités fleuries, de Caillelait jaune, de Sthœcas, de chacun deux poignées, faites bouillir légerement dans environ douze livres d'eau commune.

Eau

Eau Céphalique.

Elle se fait avec les mêmes plantes distillées.

Décoction anti Spasmodique, pour les maladies convulsives, comme de vapeur, ou d'Epilepsie.

Prenez une demie livre de Guy de Chêne écrasé, six onces de racine de Pivoine mâle; faites cuire dans vingt livres d'eau commune, réduites à seize, ajoûtez sur la fin deux onces des racines de grande Valériane concassée, des fleurs de Muguet, de Tilleul & de Caillelait jeaune, de chacun trois pincées. Faites en la décoction selon l'Art.

Eau anti-Spasmodique.

Elle se fait avec les mêmes plantes distillées selon l'Art.

Décoction contre les vers.

Prenez quatre onces des racines de Fougere mâle, une once de celle de Gentianne, des feuilles de Scordium, de Tanaisie, de Camædrys, de Camæpitys, & de Pourpier, de chacun deux poignées, & une poignée des fleurs d'Hypéricon; faites cuire selon l'Art, dans seize livres d'eau commune, réduites à douze.

Eau contre les vers.

Elle se fait avec les mêmes plantes distillées selon l'Art.

Décoction Diurétique, pour les maladies des reins & de la vessie, & pour les Hydropisies.

Prenez des racines de petit Houx, d'Asperge, & de Garance, de chacun quatre onces, des feuilles de Pariétaire, de Percepierre, ou Fenoüil de mer, de Turquette, de Raifort, & des Sommités de Houblon, de chacun deux poignées; faites cuire selon l'Art, dans seize livres d'eau commune, réduites à douze.

Eau Diurétique.

Elle se fait avec les mêmes racines & plantes distillées selon l'Art.

Décoction aſtringente dans les Pertes
& Hémorragies.

Prenez des racines de Quinte-feuille,
de Biſtorte, de Tormentille, de chacun trois onces, des feuilles de Renoüée, de Plantain, de Millefeuille,
de Bource-à-Paſteur,& d'Ortie griéche,
de chacun quatre poignées, des fleurs
de Roſes rouges & de Grenade, de chacun quatre pincées ; faites cuire pendant une demie heure dans environ trente
livres d'eau. On en boit depuis une
chopine juſqu'à deux par jour, comme
une tiſane.

Eau aſtringente pour les mêmes
uſages.

Elle ſe fait avec les mêmes racines
& plantes diſtillées ſelon l'art. Elle ſe
prend depuis quatre onces juſqu'à une
livre, en pluſieurs priſes.

Décoction tempérante pour les douleurs
avec chaleur.

Prenez des feuilles de Pourpier &
de Laitüe, de chacun ſix poignées, des
fleurs de Bouillon blanc, de Lys, & de

Nénuphar, de chacun cinq pincées:
Faites cuire dans douze livres d'eau
commune, réduites à dix. On la prend
pour boisson.

Eau tempérante.

Elle se fait avec les mêmes plantes
distillées. On en fait prendre plus ou
moins, selon le besoin ; la quantité n'en
peut jamais être dangereuse.

Décoction acide, pour rafraîchir, & pour prévenir la dissolution du sang par la bile exhaltee.

Prenez des feuilles d'Alleluia, & d'O-
seille, de chacun trois poignées, & une
poignée des fruits d'Epine-Vinette ;
faites cuire dans dix livres d'eau commune, réduites à huit ; coulez la liqueur avec forte expression. On la prend
au lieu de tisane.

Eau acide, rafraîchissante.

Elle se fait avec les mêmes plantes
& fruits, distillés selon l'art.

Décoction Ophthalmique.

Prenez des feuilles d'Euphraise, de

Plantain, & de Fenoüil, de chacun quatre poignées, deux poignées de grande Chelidoine, des onglets de Roses rouges, & des fleurs de Bluet, de chacun quatre pincées ; faites cuire dans quinze livres d'eau, réduites à douze.

Eau Ophthalmique.

Elle se fait avec les mêmes ingrédiens distillés avec soin.

DECOCTIONS PURGATIVES.

Décoction de Tamarins.

Prenez deux onces de Pulpe de Tamarins récente ; faites cuire dans dix-huit onces d'eau ou de petit lait, réduites à douze onces ; mettez dans la colature un scrupule de Nître purifié, ou deux gros de Sel Polychreste de la Rochelle, selon qu'il faut rafraîchir en relâchant le ventre, ou rafraîchir en purgeant légerement.

Décoction de Casse.

Prenez demie livre de Casse en bâtons, cassés en petits morceaux ; faites cuire dans dix-huit onces d'eau, ou de petit lait, réduit à douze onces; faites fondre dans la colature deux gros de Tartre fouble, ou de Sel de la Rochelle, fuivant le befoin.

Décoction de Caffe émulfionnée, pour relâcher le ventre, en rafraîchiffant.

Prenez douze onces de décoction de Caffe dans laquelle vous délayerez deux onces de Syrop d'Orgeat.

Décoction de Rhubarbe, pour faire couler la bile, dans un état de foibleffe d'eftomac.

Prenez un gros de Rhubarbe choifie & coupée, mettez dans une chopine d'eau bouillante; faites bouillir une minute, retirez du feu, laiffez en infufion quelques heures, enfuite coulez la liqueur, pour faire prendre en trois ou quatre prifes.

Décoction de Senné, pour purger légerement dans les maladies mélancholiques.

Prenez demie once de Senné mondé, deux gros de Sel Végétal ou de la Rochelle, des femences d'Anis, & de

Fenoüil, écrasées, de chacun une pincée, & deux gros de Reglisse concassée ; mettez le tout dans une chopine d'eau bouillante, & faites bouillir un bouillon seulement, pour donner en deux prises, à deux ou trois heures de distance l'une de l'autre.

Décoction de Senné avec d'Agaric ; pour les mêmes maladies, lorsqu'il y a embarras de la tête.

Prenez un gros d'Agaric, du Sel de la Rochelle, & des feuilles de Senné mondé, de chacun deux gros ; des semences d'Anis, de la Reglisse ratissée & concassée, de chacun un gros ; mettez le tout dans un demi-stier d'eau bouillante, & faites bouillir un bouillon seulement ; ensuite partagez la liqueur en deux prises, si le malade est jeune ou foible.

Décoction de Senné avec la Rhubarbe ; pour les mêmes maladies, lorsqu'il y a foiblesse d'estomac.

Prenez de la Rhubarbe choisie & coupée, du Sel Végétal, de chacun un gros, deux gros de Senné mondé, de la femence d'Anis, & de la Reglisse, de chacun un gros ; mettez le tout dans un demi-stier d'eau bouillante, & retirez auffi tôt du feu, & un demi quart d'heure après, passez la liqueur en preffant fortement.

Décoction de Senné avec la Casse & la Manne, pour Médecine ordinaire.

Dans un gobelet & demi d'eau mettez un quarteron de Caffe en bâton caffé menu ; lorfque l'eau bouillira, ajoûtez-y une pincée d'Anis, un gros de Sel Végétal, & deux gros de Senné mondé ; faites bouillir un bouillon feulement ; enfuite jettez y deux onces de Manne ; retirez auffi-tôt du feu, en remuant continuellement ; lorfque la Manne fera refroidie, on paffera la Médecine en preffant fortement ; on fe fervira du marc, pour en faire un lavement.

On peut ajoûter à cette Médecine, felon les circonftances, de l'Agaric ou de la Rhubarbe, un gros, ou un gros & demi.

Décoction Febrifuge purgative.

Dans deux pintes d'eau, mettez au

feu une once, ou une once & demie de
Quinquina en poudre groſſiere ; lorſque
l'eau bouillira, jettez-y une groſſe poignée de feuilles de Chicorée ſauvage,
& une petite poignée de fleurs de petite
Centaurée ; faites bouillir deux ou trois
bouillons ; enſuite ajoûtez-y une demie
once de Sel d'Epſom, ou de Sel de
Glaubert, & une demie once de Senné;
retirez du feu, & laiſſez infuſer pendant
un petit quart d'heure dans un vaiſſeau
couvert ; enſuite paſſez la liqueur en
preſſant fortement, & y délayez une
once ou une once & demie de Sirop
de Violettes, ou de Roſes, ou de Chicorée, ou de Pommes, ou d'Abſynthe,
ſelon le malade, pour en donner un gobelet de quatre heures en quatre heures.

Décoction purgative pour la Manie,
ou la Furie.

Prenez des fibres d'Ellebore noir &
du Sel Polychreſte, de chacun deux
gros; faites bouillir dans trois livres d'eau
commune, réduites à deux ; ajoûtez ſur
la fin demie once de Senné mondé, &
deux gros de Regliſſe ratiſſée & concaſ-

sée. Faites la décoction que vous donnerez par verrées.

APOSEMES.

Apoſeme altérant commun, pour purifier le ſang.

PRENEZ feuilles de Bourroche, Bugloſſe, Scolopendre, Chicorée ſauvage, de chacun deux poignées ; faites cuire légerement dans huit livres d'eau commune, & après avoir paſſé la liqueur en preſſant, diſſolvez un gros de Sel, ſoit de Glaubert, ſoit de Duobus, ſoit d'Epſom, ſoit de la Rochelle, dans chaque livre d'Apoſeme, & du Sirop Violat, ou de Nenuphar, ou d'Orgeat, une demie once, ou une once, pour chaque chopine.

Apoſeme tempérant & rafraîchiſſant.

Prenez des racines d'Ozeille & de Fraiſier, de chacun une once, des feuilles d'Alleluia, d'Endive, de Pourpier & de Laitue, de chacun une poignée, des fleurs récentes, de Nenuphar & de Violettes, de chacun deux pincées ; faites cuire dans huit livres d'eau commune réduites à six, délayez dans chaque livre d'Apoſeme, ſelon qu'il ſera preſcrit, une once de Sirop de Groſeille ou d'Epine-Vinette, d'Orgeat ou de Limon, & un ſcrupule de Nitre purifié.

Apoſeme Bechique pour l'âcreté & la ſéchereſſe de Poitrine.

Prenez une once d'Orge mondé, des Jujubes, des Figues graſſes, des Sebeſtes, de chacun demie once, deux poignées de feuilles de Pulmonaire, & une poignée de Capillaire, des fleurs de pied de Chat, de Tuſſilage, & de Coquelicoq, de chacun trois pincées ; Faites cuire ſelon l'art, dans douze livres d'eau commune réduites à neuf ; enſuite paſſez la liqueur en preſſant fortement. On en fait boire une ou deux dans chaque intervalle de deux bouillons, ſçavoir, une heure après, & une heure avant chaque bouillon, qu'on donne de trois heures en trois heures.

On peut auſſi ajoûter à cet Apoſeme.

du Sirop, foit de Guimauve de Fernel, foit d'Eréfimum, ou de Capillaire.

Apofeme Bechique Vulnéraire pour les crachemens de fang, ou de pus.

Prenez des racines de grande Confoude & de Guimauve, de chacun une once, des feuilles de Scolopendre, de Pervenche, de Sanicle, de Lierre terreftre, de Véronique, de Bugle, récentes, de Capillaire de Canada, de chacun demie poignée, des fleurs de petite Centaurée, de Bouillon blanc, & de Millepertuis, de chacun deux pincées; faites cuire dans dix livres d'eau commune réduites à huit; ajoûtez à chaque livre d'Apofeme coulée, une once de Syrop de Tuffilage, ou de Marrube, ou de Lierre terreftre, ou de Coquelicoq; au défaut des herbes Vulnéraires vertes, on peut y fubftituer les herbes Vulnéraires de Suiffe, à la dofe d'environ une poignée & demie.

Apofeme apéritif des reins, du foye, & de tous les vifceres du bas-ventre.

Prenez des racines de Patience fauvage, de grande Chelidoine, & d'Aunée, de chacun une once, douze fruits d'Alkekenge, des feuilles de Chicorée sauvage, d'Aigrimoine, de Pariétaire, de chacun deux poignées ; faites cuire selon l'Art, dans douze livres d'eau commune jusqu'à la réduction de la troisieme partie ; la colature étant faite avec forte expreſſion, délayez pour chaque livre d'Apoſeme une once de Sirop des fleurs de Sureau, ou des cinq racines ; ou Mercuriel appellé de Longue Vie; on peut encore y ajoûter du Sel de Glaubert ou de la Rochelle, d'Epſom, de Mars, de Riviere, Volatil de Succin, dont la doſe ſera proportionnée aux beſoins.

Apoſeme anti-Scorbutique.

Prenez des racines de grand Raifort ſauvage rapé, trois onces, de Bardane une once & demie ; faites bouillir dans douze livres d'eau commune réduites à dix ; ajoûtez des feuilles de Coclearia, de Beccabunga, de Fumeterre, & du Creſſon aquatique, de chacun deux poignées : après une légere ébullition des feuilles dans un vaiſſeau couvert, cou-

lez la liqueur avec forte expreſſion ; &
laiſſez-la clarifier, par réſidence, pour
prendre dans les intervalles des nourritures, ſur tout le matin à jeun.

Apoſeme contre la gale & les dartres.

Prenez trois onces de racines de Patience, d'Aunée, de Scorſonnaire, de
Bardane, de chacun une once & demie ;
des feuilles de Fumeterre, de Scabieuſe,
d'Aigremoine, de Chardon beni, de chacun deux poignées, deux onces d'Antimoine pulvériſé & enfermé dans un
noüet ; faites cuire ſelon l'art, dans ſeize
livres d'eau commune juſqu'à la réduction de la quatriéme partie ; délayez
dans chaque livre d'Apoſeme une once
de Sirop de Fumeterre ou Mercuriel.

JULEPS.

Julep Somnifere.

PRENEZ quatre onces de décoction ou d'eau diſtillée tempérante, dont
nous avons donné la préparation, *page
52* ; délayez-y demie once de Syrop de

Pavot blanc ou de Karabé, & le Julep
est fait : on le donne en une ou deux prises, à trois ou quatre heures de distance
l'une de l'autre, le soir, & dans la nuit.

Julep acide, ou rafraîchissant & désaltérant.

Prenez quatre onces d'eau distillée
d'Alleluia ; délayez-y une once de Syrop violat, & y ajoûtez quelques gouttes d'Esprit de Souphre, jusqu'à une
agréable acidité.

Julep tempérant, pour calmer le mouve- ment trop vif du sang.

Prenez quatre onces, ou eau distillée
tempérante, délayez-y un scrupule de
poudre tempérante, & une once de Syrop de Limon ou de Nénuphar, ou de
Violette ou de Groseille.

Julep Diurétique.

Prenez quatre onces de décoction, ou
d'eau distillée diurétique, décrite *page*
50, un scrupule de Nître purifié, une
once de Syrop des cinq racines, ou de
Limon ou de Guimauve ; ajoûtez-y,
suivant le besoin, de l'eau des trois Noix,

oude l'huile d'Amandes douces, de chaque une once, & un gros d'Esprit de
Thérébenthine, ou d'Esprit de Sel dulcifié.

Julep Hystérique, pour les maladies de nerfs.

Prenez quatre onces de décoction,
ou d'eau distillée histérique, dont on a
donné la composition, *page 46*; deux
gros d'eau de fleurs d'Orange, teinture de Castor, de Safran Oriental, &
de l'Esprit Volatil Aromatique huileux,
de chacun six gouttes, & une once de
Syrop d'Armoise.

Julep contre les vers, ou Antelmen-tique.

Prenez quatre onces de la décoction,
ou eau distillée Antelmentique; ajoûtez-
y deux gros d'eau de Canelle orgée,
& une once de Syrop Antelmentique,
décrit dans la suite.

Julep huileux contre les vers.

Prenez deux onces d'huile d'Amandes douces, deux gros d'eau de Canelle,

nelle, & une once de Syrop de Limon ;
mêlez.

Julep pour le hoquet.

Prenez six onces de décoction, ou
d'au distillée Cardiaque, décrite *page*
48 ; ajoûtez-y deux gros d'eau de Canelle orgée, & une once de Sirop de
Chevrefeuille.

Autre Reméde pour le hoquet.

Lorsque le hoquet survient sans maladie, on se servira, au lieu du Julep,
du meilleur Vinaigre commun, depuis
un quart de cuillerée jusqu'à une pleine
cuillerée.

POTIONS ALTERANTES,
ou CORRECTIVES.

Potion Cordiale.

PRENEZ six onces de décoction, ou
d'eau distillée Cordiale, *de la page* 48 ;
un gros de confection d'Hyacinthe, une
once de Syrop d'œillets, ou du Syrop cordial ; on y ajoûte, selon les circonstances,
démie once d'eau Thériacale, ou de

Mélisse magiftrale, ou une once d'Eau Divine fimple, ou dix gouttes de teinture d'Antimoine ; on mêle le tout enfemble, pour faire prendre par cuillerées.

Potion Aigrelette, pour calmer & rafraîchir.

Prenez de l'eau d'Alleluia, d'Ofeille, de chacun trois onces ; diffolvez-y un demi gros de Tartre vitriolé en poudre fine, & une once de Syrop de Limons.

Potion pour la petite Vérole.

Prenez fix onces de décoction, ou d'eau diftillée diaphorétique fimple, décrites *pages* 47 & 48 ; mêlez-y un gros de diaphorétique minéral, & une once de Syrop de Limons.

Potion Diaphorétique pour les pleuréfies & péripneumonies.

Prenez fix onces de décoction, ou d'eau diftillée diaphorétique , demie once d'eau Thériacale, demi gros de poudre de Cancres compofée, ou deux fcrupules de celle de Viperes, une once de Syrop cordial, & faites la potion à prendre par cuillerées ; on peut ajoûter, fuivant l'indication, de l'Efprit volatil huileux aromatique, ou du Sel volatil huileux, le fang de Bouquetin, & le germe d'un œuf frais.

Potion contre le flux de fang.

Prenez fix onces de décoction, ou d'eau diftillée aftringente, dont la recette fe trouve *page 51* ; ajoûtez-y du Cachou, de la Terre figillée, & du Succin préparé, de chacun un fcrupule, une once de Syrop de Nenuphar, ou de Confoude, ou demie once de Syrop de Pavot blanc, ou de Karabé.

Potion Stiptique dans les Hémorragies.

Prenez fix onces de décoction, ou d'eau diftillée aftringente ; ajoûtez-y Bol d'Arménie, & fang de Dragon, de chacun demi gros, vingt - quatre grains d'Alun de Roche, ou trente gouttes d'eau de Rabel, une once de Syrop de Myrthe, ou de Rofes féches, de Grenade ou de Corail.

Potion pour la Dyſſenterie.

Prenez ſix onces de décoction, ou eau diſtillée tempérante, *page 5 1*, deux ſcrupules de Corail rouge préparé, un ſcrupule d'écorce de Cymarrhouba pulvériſée, un gros de Diaſcordium de Fracaſtor, une once de Syrop de Nymphea, ou de celui de Coings, ou demie once de Syrop Diacode ou de Karabé ; mêlez, pour prendre par cuillerées.

Potion Hyſtérique ſimple.

Prenez ſix onces de décoction, ou d'eau diſtillée hyſtérique, *page 46* ; délayez-y demi gros de Thériaque ou d'Opiate de Salomon, demie once d'eau de fleurs d'Orange, & une once de Syrop d'Armoiſe ſimple.

Potion Hyſtérique compoſée.

Prenez ſix onces de décoction, ou d'eau diſtillée hyſtérique, huit grains de Sel de Succin, deux ſcrupules de Trochiſques hyſtériques ou de Camphre, vingt gouttes d'Eſprit volatil huileux,

& autant de Teinture de Castor, demie
once de Syrop de Succin & une once
de celui d'Armoise, mêlés pour prendre par cuillerées, comme toutes ces
autres potions, dont on répéte seulement les prises, selon le besoin.

Potion pour provoquer les Regles, & l'Accouchement difficile.

Prenez six onces de décoction, ou
d'eau distillée Emmenagogue, *page* 47,
quinze grains de Borax de Venise, deux
scrupules de Trochisques de Myrrhe,
un demi scrupule de Dictame de Crete
en poudre, de l'Esprit volatil de Corne
de Cerf & de la teinture de Safran,
de chacun vingt gouttes, & une once
de Sirop pour l'accouchement difficile,
décrit ci-après.

Potion contre l'Epilepsie.

Prenez six onces de décoction, ou
d'eau distillée Céphalique, *page* 48,
Borax de Venise, & Sel Ammoniac,
de chacun quinze grains, un gros de
Guy de Chêne en poudre, un demi
gros de racines de grande Valériane,

vingt gouttes d'Esprit volatil huileux;
deux grains de Kermès minéral, une
once de Syrop d'Armoise composé, ou
de Pivoine, ou du Muguet, ou de Stœ-
chas; mêlez & faites la potion.

Potion contre les vers.

Prenez six onces de décoction, ou
d'eau distillée Antelmentique, de la Coraline, des racines de Fougere mâle
pulvérisée, & de la Barbotine, de chacun demi gros; une goutte d'Huile essentielle de Romarin, ou d'Absynthe,
unie avec le Sucre, une once de Syrop
d'Absynthe, ou de Limons, ou de Scordium, ou Antelmentique, mêlés.

POTIONS PURGATIVES.

Potion purgative émolliente.

Prenez six onces de décoction de
Casse, faites-y fondre deux onces de
Manne, & après avoir passé la liqueur,
dissolvez-y un gros de Sel végétal, ou
de Sel d'Epsom, ou de Sel Polychreste;
on peut ajoûter, selon le besoin, une
once de Syrop de Chicorée composé,

ou de Pommes ou de Roses solutif.

Potion purgative majeure.

Prenez six onces de décoction de Senné, dissolvez-y deux onces de Manne; délayez dans la colature, selon l'état du malade, trois gros de Diaprun solutif, ou d'Electuaire de Psilium, ou de confection Hamech, ou une once de Syrop de fleurs de Pêcher, ou de noir-prun, ou deux gros de Tablettes de Citro, ou de Diacarthamy.

Potion Hydragogue.

Prenez six onces de décoction de Senné; faites-y fondre une once & demie de Manne; ajoûtez à la colature depuis neuf jusqu'à vingt-quatre grains de poudre de Jalap, ou de poudre Cornachine, & y délayez une once de Syrop de noir-prun.

Potion purgative Emétique.

Prenez six onces de décoction de Casse ou de Senné; faites-y fondre depuis un grain jufqu'à quatre grains de Tartre Emétique.

Eau Minérale.

Prenez une livre d'eau commune, faites-y fondre deux gros de Sel Végétal, & quatre grains de Tartre Emétique, pour prendre en deux gobelets, à une heure & demie de diftance l'un de l'autre, & de l'eau tiéde une heure après chaque prife ; & un bouillon deux heures après la feconde.

Potion pour la Folie.

Prenez huit onces de Senné, faites y fondre deux onces de Manne, un gros de Sel de Glaubert ; délayez dans la colature un demi gros d'Extrait d'Ellebore noir, ou une once de Syrop d'Ellebore.

Potion cordiale Emétique.

Prenez quatre onces de Potion cordiale, diffolvez-y depuis deux jufqu'à huit grains de Tartre Emétique, ou depuis trois gros jufqu'à une once de Vin Emétique, fait fuivant la Chymie Médicinale.

nale, *T. I. p.* 367 ; pour prendre par cuillerées, comme de demie heure en demie heure, felon le befoin.

Potion cordiale purgative Emétique.

Prenez huit onces de la décoction, ou eau diftillée cordiale ; faites y fondre deux onces de Manne ; ajoûtez à la colature du Kermès minéral, ou du Tartre Emétique, depuis deux jufqu'à fix grains, une once d'eau Impériale, ou vingt gouttes de Lilium de Paracelfe, ou trente gouttes d'Efprit volatil aromatique huileux, pour en faire prendre trois cuillerées de fuite de demie heure en demie heure, felon l'exigence des cas.

Potion purgative dans les cours de ventre.

Prenez fix onces de décoction de Plantain ; faites-y fondre une once & demie de Manne, & une once de Catholicum double ; on peut y ajoûter depuis deux jufqu'à huit grains d'Hypecacuana, ou une once de Sirop magiftral aftringent.

G

Potion Huileuse purgative.

Prenez deux onces de Manne, faites-les fondre dans quatre onces d'eau commune ; mêlez à la colature deux onces d'Huile d'Amandes douces. Ou bien, on peut faire prendre deux onces de Manne seule, & autant d'Huile d'Amandes douces deux heures après.

Potion laxative dans l'Asthme.

Prenez cinq onces d'Hydromel, faites-y fondre deux onces de Manne, un gros de Nître purifié, & ajoûtez-y du Kermès minéral depuis un grain jusqu'à trois.

Potion purgative contre les vers.

Prenez six onces de la décoction Antelmentique, faites-y fondre un gros de Sel d'Epson, & y délayez une once de Confection Hamech, & une once de Syrop de Chicorée composé.

Potion pour les enfans.

Prenez deux ou trois onces de la décoction Antelmentique, délayez-y un gros de Confection Hamech, & une once de Syrop de Chicorée compofé.

Emulfion purgative, pour les perfonnes qui ne peuvent boire de Médecines.

Prenez depuis cinq jufqu'à quinze grains de Réfine de Jalap, délayée avec un jaune d'œuf, ou de la Scammonée en poudre, la même dofe ; mêlez avec fix onces de lait d'Amandes douces ; ajoûtez-y une once de Syrop de Gui-mauve de Fernel, ou de Capillaire, & aromatifez avec une goutte d'eau de Ca-nelle, ou deux de celle de fleurs d'O-range.

S Y R O P S.

Syrop pour procurer les mois, & pour l'Accouchement difficile.

Prenez des feuilles d'Armoife, de de Rhue & de Sabine, de chacun une poignée & demie ; faites infufer pen-dant douze heures dans cinq livres d'eau hiſtérique, *de la page* 46 ; faites bouillir enſuite juſqu'à la conſomption de la quatriéme partie, coulez la liqueur avec forte expreſſion des feuilles, clarifiez-la avec un blanc d'œuf ; ajoûtez-y deux livres & demie de ſucre, & faites cuire juſqu'à conſiſtance de Syrop, en ajoûtant ſur la fin trois gros de Canelle fine groſſierement pulvériſée, du Spicanard & du Caſtor, de chacun un gros, & demie once de Sel de Sabine, le tout enfermé dans un noüet.

Syrop cordial.

Prenez deux onces d'écorce de Citron, des feuilles de Bourroche, Bugloſſe, de chacun une poignée, du Romarin, du Schænante, de chacun demie poignée ; faites infuſer pendant douze heures dans quatre livres d'eau bouillante, faites fondre quatre livres de Sucre dans la colature légerement exprimée, clarifiez la liqueur, & faites-la cuire en conſiſtance de Syrop, ajoûtant ſur la fin, de la Cochenille, & de la fleur de Muſcade enfermés dans un noüet, de chacun demi gros.

On en fait prendre par cuillerées, plus ou moins souvent, suivant le besoin ; & on en met dans les potions cordiales, environ le quart.

Syrop contre les vers.

Prenez huit livres d'eau diftillée Antelmentique, *de la page 50* ; mettez-y deux onces de Rhubarbe choifie, une once de Semen contra, des Sommités de Tanaifie, de petite Abfinthe & de petite Centaurée, de chacun une poignée ; faites cuire légerement, & ajoûtez à la colature faite avec expreffion, quatre livres de bon Miel ; clarifiez la liqueur, & faites cuire en confiftance de Syrop.

On en fait prendre trois cuillerées tous les matins, à jeun, à un enfant de deux à trois ans.

HYDROMELS.

Hydromel fimple.

PRENEZ trois onces de bon Miel blanc ; faites bouillir dans fix livres d'eau commune, jusqu'à ce qu'il ne paroisse plus d'écume.

On boit cet Hydromel comme de la tisane dans les sécheresses de poitrine, une pinte ou deux, par jour.

Hydromel contre l'Asthme.

Prenez trois onces des racines d'Aunée, des feuilles de Lierre terrestre, & d'Hysope, de chacun deux poignées ; faites cuire dans vingt livres d'eau, qu'on fera réduire à seize livres, ensuite coulez la liqueur avec forte expression des plantes, & étant clarifiée selon l'art, faites bouillir avec huit onces de bon Miel blanc, en écumant bien.

On en prendra depuis un verre jusqu'à quatre par jour, dans les intervalles des nourritures.

LOOCHS.

Notre Looch blanc.

PRENEZ un gros de poudre de Réglisse, cinq onces d'eau commune bouillante, dix Pignons, quatre Amandes douces mondées, demi gros de femences de Melon ; faites-en une émulfion felon l'art. Alors prenez un fcrupule de Gomme Adragant fubtilement pulvérifée ; verfez-y peu à peu l'émulfion ci-deffus, agitant le tout continuellement dans un mortier de marbre jufqu'à confiftance de mucillage ; ajoûtez-y peu à peu de l'huile d'Amandes douces & du Syrop de Guimauve ou de Capillaire, de chacun une once, ou demie once de celui de Diacode, & deux gros d'eau de fleurs d'Orange.

On en prend de tems en tems, une cuillerée, pour adoucir la toux.

Looch commun.

Prenez deux fcrupules de Blanc de Baleine, deux onces d'Huile d'Amandes douces, une once de Syrop de Guimauve de Fernel, ou celui de Tuffilage, ou demie once de celui de Diacode, felon le befoin ; & faites votre Looch.

Looch contre l'Afthme.

Prenez demi gros de la poudre Diaireos compofée avec l'Iris de Florence, la poudre Diatragacanth froide, parties égales, une once & demie d'Oxymel Scillitic, deux gros d'eau de Canelle orgée, une once de Syrop d'Erésimum, ou de Marrube, ou de Lierre terrestre, selon la maladie, & mêlez ensemble, pour prendre par cuillerées, plus ou moins, selon la force du mal & du malade.

BOUILLONS MEDICAMENTEUX.

Décoction de Poulet, appellée vulgairement eau de Poulet.

PRENEZ un Poulet maigre, mais sain, bien plumé, vuidé & nettoyé ; faites-le bouillir dans six livres d'eau de riviere, réduites à quatre. Si vous voulez l'émulsionner ; faites-y bouillir en même tems une once des quatre semences froides concassées, ou des semences de Pavot blanc, pour boire comme de la tisane ; & dans certaines circonstances, cette eau de Poulet sert de Bouillon.

Bouillon rafraîchissant.

Prenez des feuilles de Bourroche, Buglosse, Chicorée sauvage, & Laitue,

de chacun une poignée , & demie livre
de rouelle de Veau coupée par tranches ;
faites bouillir à un petit feu, ou au Bain-
Marie , dans une pinte d'eau , pour réduire à trois demi-ſtiers ; enſuite paſſez
en preſſant fortement , & partagez en
deux bouillons.

Bouillon apéritif.

Prenez une once de racines de Patience ſauvage , deux de celle de grande
Chelidoine', des feuilles de Scolopendre, & de Chevrefeuille , de chacun une
poignée , demie livre de Veau coupée ;
faites bouillir dans une ſuffiſante quantité d'eau , & faites-en deux bouillons
avec une légere expreſſion , auxquels
vous ajoûterez du Tartre martiale ſolu-
ble, du Tartre vitriolé , ou de l'Arcanum duplicatum, de la Crême de Tartre , & du Sel végétal , un demi gros de
l'un ou de l'autre , ſelon les cas , & trois
grains de Mars de riviere.

Bouillon amer , *febrifuge.*

Prenez demie livre de rouelle de Veau
coupée par tranches , deux gros de Quinquina concaſſé , des feuilles de Fume-

terre, des fleurs de petite Centaurée, de chacun une poignée ; faites bouillir dans trois chopines d'eau , pour réduire à trois demi-stiers, ensuite passez en pressant fortement , & partagez en deux bouillons.

Bouillon pectoral.

Prenez un mou de Veau , un Chou pommé rouge , coupé , une poignée de Pulmonaire tachée , demie once de Sucre , & une cuillerée de gruau ; faites cuire doucement dans trois pintes d'eau pour réduire à trois chopines ; ensuite passez en pressant, & partagez en quatre bouillons ; on peut mettre dans leur composition une demie douzaine de petits navets noirs.

Bouillon d'Ecrevisses de riviere, pour purifier le sang dans les maladies qui viennent d'un âcre aigre.

Prenez six Ecrevisses de riviere , que vous aurez lavées auparavant dans de l'eau & du vin chauds ; pilez · les toutes vives , & faites-les cuire dans de l'eau de poulet ; ajoûtez sur la fin une once de racine de Bardane, & après avoir passé, partagez en deux bouillons.

Bouillon de Vipere, pour purifier & ranimer les liqueurs des malades, dans les épuisemens avec affaissement, dans les Paralysies, & dans la vieillesse.

Prenez une Vipere vivante, coupez-lui la tête & la queue, écorchez la, & après l'avoir éventrée en laissant le cœur & le foye, coupez-la par tranches, mette-la dans un pot de terre fermé de son couvercle, luttez avec la pâte & du papier, ayant ajoûté auparavant une livre d'eau commune, faites cuire pendant trois heures au Bain-Marie, & faites votre bouillon pour donner en deux prises. On peut y ajoûter, selon qu'il sera indiqué, un cœur de Veau, ou une demie livre de maigre de Mouton, ou un Poulet, de la Bouroche, ou du Chardon beni, ou de la Chicorée frisée, ou de la laitue, ou un gros de racine de Meum.

Au lieu de faire le Bouillon ci-dessus prescrit, on peut mettre un scrupule de poudre de Vipere dans un bouil-

lon de Veau, avec huit grains de Sel
volatil de Vipere.

Bouillon anti-Scorbatique.

A un Bouillon de Veau ajoûtez de
l'Esprit ardent de Coclearia, depuis un
gros jusqu'à une once, & réitérez plusieurs fois le jour, selon le besoin.

VINS MEDICAMENTEUX.

Vin d'Absynthe, stomachal & aperitif.

PRENEZ une once des feuilles d'Absynthe mondées & séches, versez dessus
deux livres de Vin blanc, laissez macérer à froid pendant vingt-quatre heures
dans un matras ; coulez la liqueur, &
gardez-la pour l'usage. Il peut être préparé de même avec le Vin doux.

On en prend un petit verre le matin
à jeun, & si le besoin est pressant, on
en prend un autre quatre heures après
dîner, & on donne un bouillon une
heure après.

Vin Calibé, apéritif des visceres du
bas-ventre, & particulierement
de la matrice.

Prenez une once de limaille de fer
préparée, un demi scrupule de Safran
Oriental, une Orange amere coupée
avec son écorce, un gros de Canelle
concassée, deux livres d'excellent Vin
blanc; faites infuser pendant trois jours,
agitant le vase de tems en tems, & coulez la liqueur.

On en prend une cuillerée ou deux
le matin & l'après-dîner dans un verre
de bouillon, ou de quelque infusion convenable à la maladie, ou d'eau simple.

Vin Diurétique pour les Hydropisies.

Prenez deux scrupules de Sel fixe
d'Absynthe, ou de celui d'écorce de
Fêve, que vous ferez fondre dans une
livre de fort Vin blanc, pour prendre
en deux, en trois, ou en quatre
prises.

Vin Nitré, Diurétique.

Prenez demi gros de Nître purifié

en poudre, que vous ferez fondre dans
une livre de Vin blanc, pour prendre
feul, ou avec de l'eau fimple pour boif-
fon ordinaire.

*Vin Thériacal, pour réchauffer dans les
abattemens, par défaut de chaleur naturelle, ou dans les faififfemens fubits
de froidure.*

Prenez un gros de Thériaque vieille ;
demie livre de Vin de Bourgogne, &
mêlez, pour prendre chauffé en une,
deux, ou trois prifes.

Vin Febrifuge.

Prenez une once & demie de Quinquina pulvérifé, deux livres de fort Vin
rouge; faites macerer pendant deux jours
dans un vafe de verre exactement clos,
& que vous agiterez de tems en tems,
enfuite le marc étant dépofé au fonds
du vafe, verfez la liqueur par inclination; on peut le filtrer; on peut au contraire le laiffer toujours fur le Quinquina,
fuivant la méthode de M. Malouin, dans
bien des occafions; & dans ce cas on
remplit de Vin la bouteille, à mefure

qu'on en boit, jusqu'à ce que tout le Quinquina se trouve avoir passé avec le Vin. On en prend un, deux, ou trois verres par jour, après, ou avant, ou dans le milieu des repas.

Vin Emétique, le plus sûr.

Mettez dans un matras une once de Safran des Métaux, & une once de verre d'Antimoine concassé; versez dessus une pinte de bon vin blanc; bouchez bien le matras, & le mettez au soleil, ou sur les cendres chaudes, ou sur un bain de sable qui n'ait que la chaleur du fumier; laissez le tout dans cet état pendant vingt-quatre heures, remuant quelquefois le matras entre les mains.

Ensuite filtrez-en à peu près la moitié, c'est le Vin Emétique, qu'il faut filtrer une seconde fois.

Vin Emétique trouble, pour la Léthargie, ou l'Apoplexie.

Pour faire le Vin Emétique trouble, il n'y a qu'à verser par inclination le reste du Vin qui est dans le matras, après la précédente opération.

La dose de ces Vins Emétiques est depuis trois gros jusqu'à une once, & dans des cas extraordinaires, ou pour des tempéramens extraordinaires, jusqu'à une once & demie.

Vin Hydragogue.

Prenez des racines d'Iris de Florence, & de l'écorce intérieure de Sureau, de chacun une once, des racines d'Aunée, & du Senné, de chacun une demie once, deux gros de racines de Jalap, & un gros de Canelle, le tout en poudre, & mêlé ensemble; versez par-dessus deux livres de bon Vin blanc, laissez mâcérer à froid pendant quelques jours, en agitant de tems en tems le vaisseau, coulez la liqueur, & conservez-la pour l'usage; on en prend le matin à jeun, & quelquefois l'après-dîner, depuis un demi verre jusqu'à un verre.

VINS MÉDICAMENTEUX
pour les Fomentations, ou Bains de quelque partie malade.

Vin Aromatique.

Prenez des Somnités fleuries de Sauge,
de

de Lavande, de Romarin, d'Origan, de Thym, & des feuilles de Laurier, de chacun demie once, deux gros de Sel Ammoniac, quatre livres de fort Vin rouge ; faites infuser à chaud.

Vin astringent.

Prenez des écorces de Grenades, du Sumacq concassé, des fleurs des Roses rouges, de chacun une once, & quatre livres de bon Vin rouge, infusé chaudement.

GARGARISMES.

Gargarisme commun, pour les maux de gorge.

Prenez de l'Orge perlé, & de la racine de Guimauve, de chacun une once ; faites cuire doucement dans deux livres & demie d'eau de riviere, réduites à deux livres, délayez dans la colature une once & demie de Syrop de Meures.

Gargarisme émulsionné.

Prenez six Figues grasses, faites cuire jusqu'à la consomption de la quatrieme

H

partie dans de l'eau commune & du lait récent, de chacun dix onces ; coulez la liqueur pour l'usage.

Gargarisme détersif.

Prenez une once d'Orge entier, faites cuire dans deux livres & demie d'eau commune, réduites à deux ; mettez-y sur la fin des feuilles de Framboisier & d'Aigremoine, de chacun une poignée ; mêlez à la colature deux onces de Miel Rosat, & de l'Esprit de Vitriol jusqu'à une agréable acidité.

Gargarisme astringent.

Prenez une demie poignée des feuilles de Plantain, des fleurs de Roses rouges, & de Grenade, de chacun deux pincées, trois gros des fruits de Sumach ; faites cuire légerement dans deux livres & demie d'eau commune, réduites à deux, ajoûtez à la colature un demi gros d'Alun teint, ou de l'eau de Rabel jusqu'à une agréable acidité, du Syrop de Grenade, de Groseille, ou du Miel Rosat, une once & demie.

Gargarifme anti-Scorbutique.

Prenez une livre de décoction ou d'Apofeme anti-Scorbutique, *de la page 61*, de l'Efprit de Coclearia, & de Vin camphré, de chacun demie once, une once & demie de Syrop de Rofes féches ; felon qu'il fera prefcrit, un gros d'Efprit de Sel Ammoniac, ou deux gros de Sel Ammoniac.

Pour raffermir les gencives, mêlez parties égales de Gargarifme anti-Scorbutique & aftringent.

POUDRES.

Poudre abforbante contre les aigreurs de l'eftomac, & pour les maladies caufées par un âcre aigre.

Prenez de la Craye de Briançon, du Corail rouge, & des yeux d'Écreviffes préparés, de chacun une once, mêlés.

La dofe eft depuis neuf grains, jufqu'à un demi gros : dans une cuillerée d'eau, de bouillon, ou de tifane, ou en bol avec de la confection Alkermès.

H ij

Poudre tempérante.

. Prenez trois onces de Nître purifié, deux onces de Tartre vitriolé , & une once de Sel sédatif de M. Homberg, mêlés.

La dose est depuis neuf grains jusqu'à un scrupule, & un demi gros.

Poudre contre l'Epilepsie.

Prenez une once & demie de Guy de Chêne , des racines de Pivoine mâle, & de Valérianne sauvage, de chacun demie once, des fleurs de Muguet, de Tilleul, de chacun quatre scrupules , un scrupule de Kermès Minéral, du Sel Ammoniac , & du Borax de Venise, de chacun six gros, du Cinabre naturel , & du Sel sédatif, de chacun quatre gros & deux scrupules, mêlez.

La dose est depuis douze grains, jusqu'à un gros.

Poudre contre les vers.

Prenez de la Coraline & de la Barbotine , de chacun demie once, deux scrupules de Mercure doux ; mêlez, & faites la poudre.

La dose est depuis six grains jusqu'à un scrupule.

Poudre astringente pour les dévoyemens.

Prenez des racines de Tormentille, & de Bistorte, de chacun une once & demie, des semences de Talictron & d'Epine-Vinette, des fruits de Sumach, & des fleurs séches de Roses rouges, de chacun deux gros ; du Bol d'Arménie, & du sang de Dragon, de chacun un gros & demi ; du Corail rouge préparé, de la Terre sigillée, du Cachou, du Mastich, & du Succin jeaune, de chacun un gros ; deux scrupules d'Alun de Roche purifié, & six grains de Laudanum, mêlez.

La dose de cette poudre est depuis neuf grains, jusqu'à un demi gros.

Poudre purgative.

Prenez du Senné & de la Rhubarbe pulvérifée, de chacun une once, deux gros de Jalap, un gros de Diagrede, de la Crême de Tartre, & du Diaphorétique minéral, de chacun six gros, & un demi gros d'Anis. Mettez le tout en poudre fine, & mêlez enfemble.

On peut prendre de cette poudre, depuis quinze grains jufqu'à un demi gros & deux fcrupules.

Poudre Hydragogue, pour les enflûres & les Hydropifies.

Prenez de la femence d'Hyeble, des racines de Jalap, & du Turbith, de chacun une once, un gros de Gomme Gutte, de la Canelle, & du Macis, de chacun demi gros; ajoûtez du Sel de Duobus, une once.

Cette poudre fe donne depuis dix-huit grains jufqu'à deux fcrupules.

Poudre Sternutatoire.

Prenez un gros de Poudre d'Iris, des feuilles de Marjolaine féche, des fleurs de Muguet, de chacun demi gros, & un fcrupule d'Ellebore blanc ; le tout en poudre, & mêlé enfemble.

Ethiops Martial de M. Lémery.

Prenez ce que vous voudrez de limaille de fer, verfez deffus de l'eau froide, jufqu'à ce qu'elle furnage de fix doigts; agitez tous les jours avec une espatule de fer, & à mesure que l'eau se dissipera, mettez-en de nouvelle, jusqu'à ce que la limaille soit convertie en une poudre très-noire, prenant garde que par le défaut de l'eau la superficie ne se dessèche.

C'est le meilleur Safran de Mars ; c'est un bon fondant, & tonique, qui se donne depuis six grains, jusqu'à un demi gros.

Antimoine préparé, pour les maladies de langueur.

Prenez ce que vous voudrez d'Antimoine pulvérisé & porphyrisé, broyez-le avec de l'eau dans un mortier, & décantez l'eau trouble, porphyrisez de nouveau la matiere qui sera restée, versez dessus de la nouvelle eau que vous broyerez de nouveau ; mettez l'eau trouble avec la précédente, répétez la même chose, jusqu'à ce que toute la matiere soit consommée ; décantez toute l'eau, desséchez l'Antimoine qui sera restée au fond du vase. L'Antimoine préparé est exempt de tout soupçon d'Arsenic, parce que l'Arsenic se dissout par l'eau.

On le donne depuis un grain, jusqu'à vingt-quatre, augmentant chaque jour.

Ethiops Antimonial de M. Malouin.

Pour faire l'Ethiops Antimonial, il faut mettre un creuset au feu, & lorsqu'il est chaud, on le graisse en dedans avec une chandelle, & on le couvre aussi-tôt : ensuite on augmente le feu, & lorsque le creuset est rouge, on jette dedans de l'Antimoine préparé ; on recouvre le creuset, & on en rapproche les charbons.

Lorsque l'Antimoine est fondu, on retire le creuset du feu, on y jette un petit morceau de suif, & on y verse aussi pesant de Mercure qu'on y a mis d'Antimoine ; on recouvre aussi-tôt le creuset, & un instant après on verse ce mélange en fusion dans un mortier sec & chauffé.

La matiere étant refroidie, il faut la réduire en poudre. Ensuite on met cette poudre noire, qui est l'Ethiops Antimonial, dans une assiette ou dans un plat : on verse de l'Esprit de Vin dessus,

jusqu'à

jufqu'à ce que l'Ethiops en foit couvert
de la hauteur d'un doigt : on remue l'E-
thiops dans l'Efprit de Vin , enfuite on
y met le feu , & lorfque l'Efprit de Vin
eft brûlé , on fait fécher bien doucement
l'Ethiops ; enfuite on le remue encore ,
& on y remet de nouvel Efprit de Vin ,
qu'on brûle comme la premiere fois ;
enfin on réitere une troifieme fois cette
manœuvre.

L'Ethiops antimonial eft le reméde
le plus efficace & le plus général dans
les maladies qui viennent de la corrup-
tion des humeurs , fur-tout dans celles
qui font caufées par une humeur mé-
lancolique , fujettes à former des Skirres
& des ulceres chancreux ; dans ces cas
on fait prendre l'Ethiops antimonial avec
l'Aigremoine , la Bourroche , la Bu-
glofle , &c.

L'Ethiops antimonial eft auffi un
fort bon reméde pour guérir les vieilles
affections fcorbutiques , & les rhuma-
tifmes invétérés , étant donné avec la
racine de Bardanne , le Creffon de fontaine , le Chardon beni , &c On fait
prendre l'Ethiops antimonial avec une
tifane de Salfe-pareille , de Squine , de co-

I

quilles de Noix, &c. pour les écrouelles;
& pour les maladies qui viennent d'un
virus vénérien.

L'Ethiops antimonial réussit sur-tout
dans les maladies de la peau, étant
donné avec la racine de Patience sauvage, la Fumeterre, la Scabieuse, &c.
en décoction.

La méthode d'user de ce reméde est
d'en prendre au moins huit jours, au
plus quarante jours : au moins une prise
chaque jour, & au plus trois prises.

La dose de l'Ethiops antimonial est
depuis un grain jusqu'à vingt grains pour
chaque prise, c'est-à-dire, depuis un
grain jusqu'à soixante grains, chaque
jour.

Il est à propos d'en commencer l'u-
sage par n'en faire prendre qu'un grain
pour chaque prise. Il faut chaque jour
augmenter chaque prise d'un grain, jusqu'à ce qu'on soit arrivé à la moitié du
tems qu'on se propose de faire usage de
cet Ethiops : alors on commence à diminuer d'un grain chaque prise, & on
continue de diminuer dans le même ordre qu'on avoit augmenté, c'est-à-dire,
que chaque prise doit être d'un grain

plus forte qu'elle n'étoit le jour précédent, en commençant l'usage de l'Ethiops antimonial, & qu'elle doit au contraire être plus foible d'un grain que le jour précédent, en le finissant ; de sorte que l'on commence par en prendre un grain, & que l'on finisse de même par un grain. On peut prendre plusieurs jours la même dose avant que de diminuer. Voyez *la Chimie Médicinale*.

B O L S.

Bol fodant pour les tumeurs des glandes.

P RENEZ quatre grains de Panacée mercurielle, du Tartre martial, & du Diaphorétique minéral, de chacun dix grains, mêlés, & avec une suffisante quantité de Syrop des cinq Racines faites un Bol.

Bol fondant purgatif.

Prenez du Mercure doux, & du Jalap pulvérisé, de chacun dix grains, & six grains de Scamonée ; mêlés avec suffisante quantité de confection Hamech.

Bol febrifuge.

Prenez deux scrupules de Quinquina pulvérisé, six grains de Nître purifié, ou de Sel Ammoniac, mêlés avec une suffisante quantité de Syrop d'Absynthe, & faites le Bol, qu'on peut partager comme les autres en plusieurs pilules. Ou on peut prendre plusieurs de ces Bols, par jour, & on les continue selon la fiévre & le malade.

Bol febrifuge purgatif.

Prenez un demi-gros de Quinquina, six grains de Jalap, dix grains de Tartre martial, de la Rhubarbe & du Senné pulvérisé, de chacun huit grains, mêlés, avec une suffisante quantité de Syrop de Chicorée composé.

Bol pour l'estomac.

Prenez de l'Opiat de Salomon, & de l'extrait de Genievre, de chacun un scrupule, huit grains d'Ethiops martial de Lémery, & quatre gouttes d'Elixir de propriété.

Bol fondant pour la Dyssenterie.

Prenez vingt grains de Diascordium de Fracastor, trois grains d'Ypécacuana, du Cachou brut, & du Corail rouge préparé, de chacun six grains, & faites votre Bol avec suffisante quantité de Syrop magistral astringent.

Bol astringent pour la Dyssenterie.

Prenez de l'écorce de Cimarhouba pulvérisée, du Corail préparé, & du Cachou brut, de chacun dix grains, & un grain de pillules de Cynoglosse, mêlés avec une suffisante quantité de conserve de Kinarhodon.

Bol Béchique pour faire cracher, & fortifier la poitrine.

Prenez un scrupule de Blanc de Baleine dissous dans l'huile d'Amandes douces, dix grains de poudre d'Hali, & trois grains de Safran Oriental, mêlés avec une suffisante quantité de Syrop de Lierre terrestre; ajoûtez-y, selon les circonstances, dix grains de Quinquina, ou deux goûttes de Beaume de Canada.

Bol, pour contre le crachement de fang.

Prenez dix grains de la poudre abforbante décrite plus haut, du Cachou, & du Succin blanc préparé, de chacun huit grains, & fix grains de fang de Dragon, mêlés avec une fuffifante quantité de Syrop de Karabé, & faites le Bol.

Bol pour les Hémorragies.

Prenez Corail rouge préparé, pierre Hématitte & Alun de roche, de chacun dix grains, Terre figillée, & du Cachou, de chacun fix grains, mêlés avec une fuffifante quantité de Syrop de grande Confoude ; on peut ajoûter, felon l'occafion, les gouttes anodines.

Bol pour les pâles couleurs.

Prenez de l'Ethiops de Lémery, & du Safran Oriental, de chacun fix grains, de la Rhubarbe pulvérifée, & d'Arcanum duplicatum, de chacun un fcrupule, mêlés, & avec une fuffifante quantité de Syrop d'Abfynthe faites un Bol.

Bol pour procurer les Mois.

Prenez huit grains d'Ethiops martial de Lémeri, du Borax de Venise, de la Mirrhe, de l'Aloës Succotrin, & du Sel d'Absynthe, de chacun six grains, & quatre grains de Safran Oriental, mêlés avec une suffisante quantité de Syrop d'Armoise.

Bol Histérique, ou contre les vapeurs.

Prenez du Safran Oriental, & du Castor pulvérisé, de chacun cinq grains, trois grains d'Assa fœtida, poudre de Gulette, & Sel sédatif, de chacun dix grains, & deux gouttes de teinture de Succin, mêlés avec une suffisante quantité de Syrop d'Absynthe.

Bol contre les vers.

Prenez de la Rhubarbe choisie, & de la Coraline, de chacun dix grains, huit grains de Semen contra, six grains de Mercure doux, & cinq grains de Myrrhe, mêlés avec une suffisante quantité de Syrop d'Absynthe.

I iiij

Bol contre l'Epilepsie.

Prenez un demi gros de poudre anti-Epileptique, décrite plus haut, mêlés avec une suffisante quantité de Syrop de Stochas.

Bol contre l'Hydropisie.

Prenez un gros de poudre Hydra-gogue, dont la recette est ci-dessus, mêlés avec une suffisante quantité de Syrop de noir-prun.

Bol Méfentérique.

Prenez un demi scrupule de Cleoportes préparées, huir grains de Gomme Ammoniac, de Tartre vitriolé, & d'Ethiops antimonial de M. Malouin, de chacun six grains, mêlés avec une suffisante quantité de Syrop de Pommes composé.

Bol pour les maladies de la peau.

Prenez dix grains des fleurs de Souphre, de Panacée mercurielle, & d'extrait de Fumeterre, de chacun six grains, mêlés avec suffisante quantité de Syrop de Fumeterre.

Bol contre les Feurs-Blanches.

Prenez de la Squire, & de la Salse-pareille, subtilement pulvérisée, Terre sigillée, pierre Hœmatite préparée, de chacun dix grains, un grain de Camphre, & trois gouttes de Beaume blanc de Canada. Faites votre Bol avec une suffisante quantité de Syrop de grande Consoude.

OPIATS.

Opiat Chalibé purgatif, pour fondre les obstructions dans les cacochymies.

Prenez une demie once d'Ethiops martial de Lémery, du Senné mondé, de la Rhubarbe, & du Jalap pulvérisé, de chacun deux gros, Cléoportes préparés, Ethyops antimonial de Malouin, & Scamonée, de chacun un gros, une demie once de Sel de la Rochelle, & six gros d'Electuaire Diaphenic, mêlés

avec une suffisante quantité de Syrop
de Roses pâles, ou des cinq Racines.
Faites Opiat, dont la dose est depuis
dix-huit grains jusqu'à un gros ; & on
peut prendre quelquefois deux doses par
jour.

Opiat contre l'Asthme.

Prenez quatre onces des fleurs de
Soufre, des Cléoportes préparés, de la
racine d'Iris, & de Succin préparé, de
chacun demie once, de la Mirrhe, du
Benjoiu, de chacun un gros, du Safran
Oriental, du Kermès minéral, de chacun deux scrupules, mêlés avec une suffisante quantité d'Oxymel Scillitic.

La dose est dpuis neuf grains jusqu'à
un demi gros.

Opiat d'Antimoine contre l'Asthme, avec la Cochymie.

Prenez trois onces d'Antimoine crud
préparé, ou d'Ethiops antimonial, trois
onces de Gomme Ammoniac, une once
& demie de Conserve d'Aunée, mêlés
avec une suffisante quantité de Syrop

de Lierre terreftre, ou de Tuffilage, ou
d'Eréfimum.

On le donne depuis huit grains jufqu'à un fcrupule, & même un demi
gros, & on en prend deux ou trois prifes par jour.

PILULES.

Pilules Stomacales purgatives.

PRENEZ quatre onces d'Aloës Succotrin, du Turbith, & des Mirabolans
Citrins, de chacun une once, de la Rhubarbe choifie, & du Jalap, de chacun
demie once, trois gros de Sel végétal,
de la Canelle, du bois d'Aloës, de
chacun un gros, & quarante gouttes
d'Elixir de propriété, mêlés avec une
fuffifante quantité de Syrop d'Abfynthe;
faites la maffe des Pilules felon l'art.

La dofe doit être très-petite, lorfqu'il
s'agit de fortifier l'eftomac, depuis quatre jufqu'à huit, & on en prend trois
ou quatre prifes chaque jour, & on continue.

Lorfqu'on veut purger en-fortifiant,
on en prend depuis dix-huit grains juf-

qu'à un gros; & on n'en prend qu'une
ou deux prifes, & on ne continue pas
le jour fuivant.

Pilules d'Acier.

Prenez une once d'Ethiops de Lémeri, du Safran Oriental, & de la Canelle, de chacun deux fcrupules, un gros
d'extrait de petite Centaurée, & fuffifante quantité de Syrop d'Abfynthe,
pour en faire une maffe felon l'art.

La dofe eft depuis dix-huit grains jufqu'à deux fcrupules, & même un gros.
On peut quelquefois en faire prendre
deux prifes par jour.

Pilules contre l'Hydropifie.

Prenez de l'Extrait de Concombre
fauvage, ou Elaterium, de la Gomme-
Gutte, & du tartre martial foluble,
de chacun demie once, du Jalap pulvérifé, de la Gomme Ammoniac, & de
la Myrrhe, de chacun trois gros, de
l'Extrait Panchimagogue, des Trochif-
ques Alhandal, & de la Canelle pulvérifée, de chacun deux gros; faites
felon l'art, la maffe des Pilules avec

une suffisante quantité de Syrop de noir-
prun.

La dose est depuis douze grains jusqu'à deux scrupules & un demi gros.

Pilules Hystériques.

Prenez de la Thérébentine, du Galbanum, & de la Myrrhe, de chacun
deux gros, de l'Assa fœtida, de Castor,
du Sel de Succin, des Pilules de Sty-
rax, de chacun demi gros; faites, selon
l'art, la masse des Pilules, avec une
suffisante quantité d'Extrait de Soucy,
& de Syrop d'Armoise.

La dose est depuis six grains jusqu'à
un demi gros, & on en peut donner
deux ou trois prises par jour.

Pilules Diurétiques.

Prenez deux onces de poudres d'é-
corce de Fêves de Marais, six gros de
Nître purifié, deux gros de Sel volatil
de Succin; faites la masse des Pilules,
avec une suffisante quantité de Thérébenthine.

La dose est depuis neuf grains jusqu'à

un demi gros, & on en peut faire prendre trois ou quatre prifes par jour, & continuer.

Pilules contre la mélancolie.

Prenez de l'Extrait de Gentiane,& de la Conferve de Muguet, de chacun demie once, une once des racines de grande Valériane pulvérifée, fix gros d'Extrait d'Ellebore noir, du Borax de Venife, & du Sel Ammoniac, de chacun deux gros & un fcrupule, mêlés avec fuffifante quantité de Syrop de Stœcas, & faites la maffe des Pilules.

On en prend depuis douze grains jufqu'à un demi gros, & on en peut prendre plufieurs prifes par jour.

TABLETTES.

Tablettes pectorales.

PRenez une once de racines de Guimauve féches & pulvérifées, quatre onces de Sucre blanc, mêlés avec une fuffifante quantité de Mucillage de Gomme adragant ; & faites vos Tablettes felon l'art.

Tablettes dans l'Afthme, lorfque les crachats font vifqueux.

Prenez une once des fleurs de Souphre, ou de Souphre lavé, deux gros de Benjoin, trois gros de la poudre de racines d'Arum, quatre onces & demie de Sucre blanc. Faites vos Tablettes felon l'art, avec une fuffifante quantité de Mucillage de Gomme adragant.

Tablettes contre les pâles couleurs.

Prenez une once d'Ethiops de Lémery, deux onces de Senné pulvérifé, un demi gros de Safran Oriental, deux gros de Canelle pulvérifée, & fix onces de Sucre blanc, mêlés avec fuffifante quantité de Mucillage de Gomme adragant ; & faites les Tablettes felon l'art.

Tablettes apéritives.

Prenez quatre onces d'Ethiops de Lémery, de la Myrrhe, & de la Gomme Ammoniac, de chacun un gros, une once & demie de Sucre blanc, mêlés

avec une suffisante quantité de Mucillage de Gomme adragant.

TROCHISQUES.

Trochisques de Cachou.

PRENEZ deux onces de Cachou, faites fondre dans une suffisante quantité
d'une forte décoction de Réglisse, coulez, & faites évaporer à un feu doux jusqu'à consistance de Miel, prenant bien
garde que la matiere ne brûle ; ensuite ajoûtez une suffisante quantité de
Sucre pour en faire une masse solide, &
vous en formerez des Trochisques, d'environ trois ou quatre grains chacune.

Trochisques pectoraux.

Prenez du suc de Réglisse, & de la poudre d'Hali, de chacun une once, & un
scrupule d'Opium, mêlés avec suffisante
quantité de Mucillage de Gomme adragant, & ajoûtez-y quelques gouttes
d'huile d'Anis.

Trochisques

Trochisques pour la toux & âpreté du gosier.

Prenez une once de poudre d'Iris, deux onces d'Amidon, trois onces de Sucre blanc, & une suffisante quantité de Mucillage des semences de Psylium ; faites vos Trochisques selon l'art.

Trochisques pour le crachement de sang, & pour les hemorragies.

Prenez six gros de Succin préparé, Corail rouge préparé, sang de Dragon, Gomme adragant, de chacun deux gros, des sucs d'Hypocistis & d'Acacia, de chacun trois gros, un gros de Myrrhe, un scrupule d'Opium avec une suffisante quantité de Mucillage des semences de Psylium. Faites les Trochisques selon l'art.

On en prend depuis neuf grains jusqu'à un demi gros, & plusieurs prises par jour, selon la grandeur de la maladie.

COLLYRES.

Collyre tempérant.

PRENEZ de l'eau diſtillée de frais de Grenouille, & de Morelle, de chacune trois onces, un gros des Trochiſques de blanc de Rhaſis, & dix grains de Sucre de Saturne, mêlés.

Pour en baſſiner les yeux dans les grandes chaleurs avec humidité.

Collyre dans les petites Véroles.

Prenez des eaux diſtillées de roſes & de Plantain, de chacun trois onces, quinze grains de Safran mêlés.

On met de ces Collyres aux yeux avec la barbe d'une plume.

Collyre réſolutif.

Prenez ſix onces de décoction ou eau diſtillée Ophtalmique, *de la page 52*, un ſcrupule d'Iris pulvériſé, du Camphre & du Safran Oriental, de chacun huit grains, un gros d'Eſprit de Vin, & un ſcrupule de Sucre candi, mêlés.

Collyre aſtringent ou deſſéchant.

Prenez des eaux diſtillées de Roſes rouges & de Plantain, de chacun ſix onces, un gros de Tuthie préparée, dix grains de Vitriol blanc, & ſix grains d'Alum, mêlés.

Collyre Vulnéraire.

Prenez ſix onces de décoction ou d'eau diſtillée Ophtalmique, de l'Ariſtoloche, & de l'Iris pulvériſée, de chacun un ſcrupule, quinze gouttes d'Elixir de propriété, & un gros d'eau Vulnéraire, mêlés.

Collyre dans les inflammations.

Prenez un gros de Vitriol blanc, demi ſcrupule de Camphre, un ſcrupule d'Iris de Florence ; enſuite mettez macérer pendant quatre heures avec un blanc d'œuf durci, dont le jeaune aura été ôté auparavant, dans de l'eau de Plantain, & de Roſes, de chacun ſix onces ; broyez le tout juſqu'à une entiere ſolution, & coulez.

LAVEMENS.

Lavement simple.

PRENEZ de l'eau commune, de la décoction de Son, ou celle de semences de Lin, une livre, & faites Lavement.

Lavement émollient.

Prenez une suffisante quantité de décoction émolliente, ajoûtez y deux onces d'huile d'Olives, & faites Lavement.

La décoction émolliente se fait avec les feuilles de Mauve, de Guimauve, de Bette, de Violier, de Mercurielle, & de Seneçon.

Lavement émollient & purgatif.

Prenez une suffisante quantité de décoction émolliente, délayez-y, suivant ce qui sera prescrit, du Miel Mercuriel, de Nymphea, ou de Violettes, environ quatre onces, une once de Lénitif, ou environ deux onces de pulpe de Casse, ou des bâtons de Casse concassée avec leurs noyaux, environ huit onces, & faites Lavement.

Lavement purgatif.

Prenez trois gros de Senné, faites cuire avec suffisante quantité de décoction émolliente ; délayez une once de Diaphenic, ou quatre onces de Miel Mercuriel, ou de Violettes.

Lauement purgatif majeur.

Prenez demie once de Senné, de la pulpe de Coloquinte enfermée dans un noüet, depuis un scrupule jusqu'à demi gros, faites cuire dans une suffisante quantité d'eau de riviere ; ajoûtez à la colature environ quatre onces de Vin émétique trouble, & trois onces d'huile de Noix, s'il y a Colique de Peintres.

Lavement de Tabac.

Prenez environ une once de feuilles de Tabac séches, faites cuire dans trois demi-stiers d'eau de riviere, réduits à une chopine ; coulez en pressant fortement,

Lavement Anodin.

Prenez une suffisante quantité de décoction anodine, & deux jeaunes d'œufs, mêlez le tout ensemble avec deux onces d'huile d'amandes douces ; ajoûtez, selon ce qu'il sera prescrit, un gros de Philonium Romanum, deux grains de Laudanum en Opiat, ou deux gros de Diascordium ou de Thériaque, ou une once de Populéon.

Lavement Anodin avec le Lait.

Prenez une livre de Lait de Vache écrêmé, deux jeaunes d'œufs, & une once de Syrop de Pavot blanc.

Lavement astringent.

Prenez une chopine de décoction astringente, délayez-y environ demie once de Diascordium.

La décoction astringente se fait avec les racines de Tormentille, les feuilles de Plantain, de Renoüée, les fleurs de Balaustes, de Roses rouges, d'onglets de roses, & du Sumach.

Lavement Carminatif.

Prenez ce que vous voudrez de décoction carminative, ajoûtez de l'huile d'Aneth, ou de Camomile, de Lys blanc, ou des Bayes de Laurier, depuis une once jusqu'à deux, un gros de Philonium Romanum.

La décoction carminative se fait avec les fleurs de Camomile, de Mélilot, semences de Cumin & de Fenoüil.

Lavement contre la Colique Néphrétique.

Prenez une chopine de décoction anti-Néphrétique, ou Diurétique, *de la page 50*, une once de Thérébentine dissoute avec un jeaune d'œuf, & deux onces d'huile de Noix, mêlez, & faites Lavement.

La décoction anti-Néphrétique se fait avec des racines de Guimauve, de Lys blanc, des feuilles de Guimauve, de Mauve, de Pariétaire, & des semences de Lin.

Lavement pour prévenir la gangrene de l'intestin dans l'hernie.

Prenez une chopine de Vin rouge, & chauffez ; délayez-y une once de Sucre rouge, trois onces d'huile de Noix, & deux gros de Thériaque, & faites le Lavement.

Lavement Hiſtérique.

Prenez une chopine de décoction anti-Hiſtérique, ajoûtez-y un ſcrupule des Trochiſques de Camphre, un demi gros d'Aſſa fœtida, ou deux ſcrupules de Caſtor; délayez-y quatre onces de Miel Mercuriel, ou environ une once de Bénédicte laxative, ou d'Hierre-pierre de Galien, ſelon le beſoin.

La décoction anti-Hiſtérique ſe fait des racines d'Ariſtoloche ronde, des feuilles de Rhüe, de Matricaire, d'Armoiſe, d'Abſynthe, de Marrube & de Sabine.

Lavement contre les vers.

Prenez ce que vous voudrez de décoction contre les vers, *de la page 49,* deux onces d'huile d'Amandes ameres, ou une once de celle de Millepertuis; ajoûtez, ſelon les cas des eſpeces d'Hierepicre, depuis demi ſcrupule juſqu'à un ſcrupule.

La décoction anthelmentique ſe fait
avec

avec les racines de Fougere mâle, les feuilles & fleurs d'Abſynthe., de Ta-naiſie & de Marrube.

Lavement Anthelmentique de Lait.

Prenez ce qu'il faut de Lait de Va-che, ajoûtez-y deux jaunes d'œufs, deux onces de Sucre, & deux gros de Thériaque.

Lavement Fébrifuge.

Prenez une ou deux têtes de Pavot blanc, du Quinquina concaſſé, depuis une demie once juſqu'à une once ; faites bouillir dans trois demi-ſtiers d'eau, pour réduire à une chopine ; enſuite paſ-ſez la liqueur en preſſant fortement.

INJECTIONS.

Injection vulnéraire ſimple.

PRENEZ une livre de la décoction des Vulnéraires-Suiſſes communes, & deux onces de Miel Roſat ; mêlez, & faites Injection.

L

Injection vulnéraire composée.

Prenez des racines d'Iris de Florence, d'Ariſtoloche, de Gentiane, de chacun une once & demie ; faites cuire dans huit livres d'eau commune, réduites à ſix livres ; ajoûtez des ſommités d'Hypericum, d'Abſynthe, de petite Centaurée, des feuilles d'Aigremoine, de Scordium, & de Lierre terreſtre, de chacun une poignée ; faites cuire de nouveau juſqu'à la réduction de cinq livres ; ajoûtez à chaque livre de colature, ſelon le beſoin, ſoit du Vin blanc, de l'Eſprit de Vin, ou de l'eau Vulnéraire, de la teinture de Myrrhe & d'Aloës, autant que le Médecin en aura preſcrit, & faites votre Injection ſelon l'art.

Injection aſtringente.

Prenez une livre de décoction, ou d'eau diſtillée aſtringente, ou de Plantain, deux onces de Miel Roſat, & un demi gros de Pierre médicamenteuſe, mêlez, & faites votre Injection.

Lotion pour les playes ulcérées.

Prenez une once d'Ariſtoloche ronde

» concassée, faites cuire dans une livre &
» demie d'eau commune, réduite à une
» livre ; ajoûtez à la colature deux gros
» de teinture de Myrrhe, de l'Oliban &
» de l'Aloës pulvérilés, de chacun un gros,
» mêlés.

FOMENTATIONS.

Fomentation émolliente.

PRENEZ des feuilles de Guimauve,
de Bouillon blanc, de Violettes, de
Mercurielle, de Pariétaire, & d'Arro-
che, de chacun quatre poignées ; des racines de Guimauve, & de Lys blanc,
de chacun demie poignée ; faites cuire
dans trente-quatre livres d'eau de riviere
jusqu'à la consomption de la troisieme
partie.

Fomentation résolutive.

Prenez huit livres de la Fomentation
émolliente, faites-y cuire jusqu'à la consomption de la troisieme partie des semences de Fenugrec, de Cumin, Bayes
de Laurier, de chacun une once, des

fleurs de Sureau, de Mélilot, & de Camomille, de chacun trois pincées; coulez, & ajoûtez à chaque livre, six onces d'eau-de-vie, ou trois onces d'Esprit-de-Vin, selon qu'il sera prescrit par le Médecin.

Fomentation astringente.

Prenez du Sumach, & des Roses rouges, de chacun une poignée ; des écorces de Grenade, des Balaustes, des racines de Bistorte, & de Tormentille, de chacun une once & demie ; faites cuire jusqu'à la consomption de la troisieme partie dans de l'eau ferrée de Maréchal, & du Vin rouge, de chacun trois livres ; ou faites cuire dans du Vinaigre, & coulez.

Fomentation pour le cancer des mamelles.

Prenez des décoctions, ou des eaux distillées de frais de Grenouille, Morelle, & de Guimauve, de chacun parties égales.

Fomentation dans les Erysipeles.

Prenez cinq poignées des feuilles & des fleurs de Sureau, faites cuire jusqu'à

la confomption de la troifieme partie ,
dans cinq livres d'eau commune, coulez, & ajoûtez , felon qu'il fera prefcrit
par le Médecin , autant qu'il lui fem-
blera d'eau - de - vie , & Efprit-de-Vin
camphré.

Fomentation Aromatique.

Prenez des fommités de Lavande ,
d'Origan, de Sauge , de Menthe, de
Romarin, d'Hyfoppe', de Thim, d'Abfynthe , & de Marjolaine , de chacun
demie poignée ; faites cuire jufqu'à la
confomption de la quatrieme partie dans
de l'eau de riviere , & du Vin rouge , de
chacun deux livres; coulez, & confer-
vez-la pour l'ufage.

On employe les Fomentations extérieu-
rement & toujours chaudes; on trempe
des linges, des éponges , ou des morceaux de Flanelle ; dans la Fomentation , & on applique fur la partie malade.

Fomentation pour les humeurs féreufes.

Prenez demie livre des racines de
Bryone , des Bayes de Genievre , & de

Laurier, & du Souphre vif en poudre,
de chacun trois onces ; faites cuire juſqu'à la conſomption de la cinquieme
partie dans de la leſſive de cendres de
Serment, & de l'eau de Chaux, de chacun quatre livres ; coulez la liqueur,
pour ſervir de Fomentation.

Fomentation pour les hémorrhoides.

Prenez des graines d'Oignon & de
Lys, de chacune un quarteron, de la
Juſquiame, de la Linaire, de la Morelle, de la Millefeuille, & de la Jou-
barde, de chacune deux poignées. Faites bouillir dans deux pintes d'eau, pour
réduire à moitié ; & après avoir paſſé
la décoction, diſſolvez - y deux onces
d'Opium.

On peut ſe ſervir de cette Fomentation pour calmer la douleur de quelque
partie que ce ſoit, ſur-tout ſi le mal eſt
avec chaleur.

Fomentation pour la ratte douloureuſe
avec gonflement.

Prenez une once de feuilles de Tabac ſéches, coupez-les, & verſez deſſus deux pintes d'eau chaude prête à

bouillir ; couvrez auſſi-tôt le vaiſſeau , & laiſſez en infuſion, deux ou trois heures ; enſuite paſſez la liqueur, & y diſſolvez une once de Gomme Ammoniac.

Il faut employer cette Fomentation auſſi chaude qu’on la peut ſouffrir ſur la région de la rate.

Fomentation pour diſſiper les vents , & la colique , & pour donner la liberté du ventre.

Prenez des fleurs de Camomille deux onces, des Bayes de Genievre, & de celles de Laurier, de chaque une once, & du Sel Ammoniac une demie once ; faites bouillir le tout dans trois pintes d’eau, pour réduire à deux ; un quart d’heure avant que de retirer du feu , ajoûtez-y des graines de Fenoüil doux, de Cumin, & d’Anis, de chaque une demie once ; enſuite paſſez la décoction en preſſant fortement, & lorſqu’elle ſera preſque refroidie, ajoûtez-y une chopine d’Eſprit de Vin.

Fomentation pour les tenſions douloureuſes.

Prenez des racines de Guimauve &

de Lys blanc, de chaque une once &
demie, des feuilles de Mauve, de Pariétaire, & de Jusquiame, des fleurs de
Camomille, de Mélilot, & de Sureau,
de chaque une poignée, des graines de
Lin, & de Fenugrec, de chacun six
gros; faites bouillir dans trois pintes
d'eau pour réduire à deux.

Fomentation contre le Scorbut.

Prenez une livre de la Fomentation
pour les tumeurs séreuses, dans laquelle
vous ferez cuire doucement des sommités d'Hypericum, de l'un & de l'autre
Cochléaria, du Romarin, & de la Jusquiame, de chacun une poignée; coulez & ajoûtez à chaque livre, selon qu'il
sera prescrit, de l'Esprit de Vin camphré, de l'Esprit ardent, ou de l'un
ou de l'autre Cochléaria, plus ou moins,
selon qu'il est besoin de ranimer.

*Fomentation astringente pour resserrer
les fibres relâchées, dans les descentes
du rectum, & celles de la matrice, &
qu'on peut employer après l'opération de
la Taille.*

Prenez de l'écorce de Chêne deux

onces, des Balauftes, & des Rofes rouges féches, de chaque une poignée ; faites bouillir le tout dans deux pintes
d'eau, pour réduire à une ; paffez la liqueur, & y ajoûtez une chopine de gros
Vin rouge, & depuis deux gros, jufqu'à
une demie once d'Alun.

Fomentation pour arrêter le fang.

Prenez une chopine de fort Vinaigre ;
diffolvez-y fur le feu un gros de Salpêtre, & un gros de Camphre.

Fomentation apéritive pour faire piffer.

Prenez de la racine d'Ache quatre
onces, de celle de Fenoüil, & de la
graine de Lin, de chacune deux onces,
des feuilles de Pariétaire, de Manne &
de Pêcher, & des fleurs de Camomille,
de chaque deux poignées, faites bouillir
le tout dans trois pintes d'eau pour réduire à deux ; enfuite paffez la liqueur
en preffant fortement, & y faites fondre
une demie once de Sel Ammoniac, &
deux onces de Savon ordinaire.

On applique cette Fomentation bien

chaude sur le bas-ventre avec une flanelle, & dès qu'elle commence à refroidir, on la change en y mettant un autre morceau de flanelle, trempé dans la décoction chaude.

Fomentation stomachale, pour raffermir les fibres des estomacs foibles, gonflés par les vents, & pour arrêter les vomissemens, & modérer les dévoyemens.

Prenez une chopine de Vin rouge, de l'Eau-de-Vie, & du Vinaigre, de chaque un demi-stier; mettez-y des feuilles seches de Menthe, & d'Absynthe, de chaque une demie poignée, de la racine de Bistorte, & de l'écorce de Grenade, de chacune deux gros, des clous de Gérofles, du Macis, de la Muscade, & de la Canelle, de chaque un gros, de la Thériaque une demie once; faites macerer le tout dans un lieu chaud, en un vaisseau fermé, pendant deux ou trois heures; ensuite passez la liqueur en pressant fortement.

CATAPLASMES
calmans, amolliſſans, & réſolutifs.

Cataplaſme de mie de pain.

PRENEZ trois onces de mie de pain, émietez-le dans une livre de Lait de Vache récemment tiré; faites bouillir comme de la bouillie en remuant; ajoûtez-y deux jaunes d'œufs, & après avoir retiré du feu, mêlez-y un demi gros de Safran pulvériſé. On applique ce Cataplaſme à nud ſur la partie, ou enfermé entre deux linges clairs.

La bouſe de Vache, toute chaude, ou fricaſſée dans du Sain-doux, eſt un bon Cataplaſme, même pour certains cas de gangréne, auſſi-bien que les Epinards ainſi employés.

Cataplaſme émollient.

Prenez des racines de Lys blanc & de Guimauve, de chacun deux onces, des feuilles de Mauve, de Guimauve, de Branche-Urſine, & de Seneçon, de

chacun une poignée, des fleurs de Bouillon blanc, de Camomile, & de Mélilot,
de chacun trois pincées ; faites cuire dans
une suffisante quantité d'eau commune,
jusqu'à ce que le tout soit réduit à une
espece de pâte, que vous pilerez, & pas-
serez par le tamis, pour en faire le Cataplasme émollient.

Cataplasme pour faire aboutir.

Délayez de la grosse Farine dans de
la petite Bierre ; au défaut de grosse Farine, mêlez de la Farine ordinaire avec
un peu de Son ; ou prenez de la Farine
de Seigle, faites cuire légerement, en remuant comme de la bouillie ; ensuite
ajoûtez-y du Suif, & retirez aussi - tôt
du feu.

Cataplasme pour fondre les Loupes.

Mettez du Sel marin dans de l'urine,
autant qu'elle en pourra dissoudre, &
faites bouillir doucement jusqu'en consistance de Miel. Voyez l'*Histoire de l'A-
cadémie Royale des Sciences*, Tome II,
page 279.

Cataplasme pour la Pleurésie.

Sur un linge bien chaud & plié, éten-
dez une poignée de filasse ou d'étoupe
de Chanvre ; ensuite cassez sept ou huit
œufs, dont vous laisserez tomber le blanc
seulement sur la filasse, poudrez sur les
blancs d'œufs du Poivre & du Gingem-
bre en poudre ; appliquez le tout dans cet
état sur le point de côté, & l'y attachez
avec une bande, ou une serviette, & l'y
laissez huit heures.

*Cataplasme maturatif, pour exciter
à la supuration.*

Prenez des racines de Lys blanc ;
des Oignons cuits sous les cendres, de
chacun trois onces, quatre poignées des
feuilles d'Oseile, faites cuire doucement ;
ensuite pilez dans un mortier, mêlez
avec de l'Axonge de Porc, & du Miel
commun, de chacun trois onces ; ajoûtez-y du vieux Levain, & de l'Onguent supuratif, ou du Basilicum, de
chacun deux onces.

Cataplasme résolutif.

Prenez des feuilles de Guimauve, de

Curage, de Pariétaire, de Scordium, & d'Abfynthe, de chacun une poignée; des fleurs de Camomille, de Mélilot, & de Sureau, de chacun trois pincées; des femences de Carvi, d'Aneth, & de Fénugrec, de chacun une once, du Cumin un demie once; faites bouillir jufqu'en confiftance de pâte dans une fuffifante quantité d'Oxymel; ajoûtez à la pulpe que vous aurez paffé à travers le tamis, des Farines d'Orobe & de Fêves, de chacun deux onces. Faites cuire avec la décoction du même Cataplafme jufqu'à une bonne confiftance, & après avoir retiré du feu, ajoûtez un gros de Camphre diffous dans l'Efprit-de-Vin. Faites Cataplafme felon l'art.

Cataplafme pour réfoudre les tumeurs des tefticules & des cordons des vaiffeaux Sparmatiques.

Faites cuire des quatre Farines, des fleurs de Mélilot, & du Miel, dans une forte décoction de Guimauve.

Cataplafme contre la Paralyfie.

Prenez huit onces de Navets cuits &

réduits en pulpe ; ajoûtez-y quatre poignées de Rhue verte, coupée menu ; deux onces de graine de Moutarde broyée, deux gros d'huile de Succin, & deux onces d'Onguent Martiatum.

On couvre toute la partie paralytique avec ce Cataplafme, & on le renouvelle, lorfqu'il eft fec. Si on vouloit rendre ce Cataplafme plus animant, il faudroit y ajoûter de l'Euphorbe en poudre.

Cataplafme des quatre Farines, pour refoudre & fortifier.

Prenez une livre des quatre Farines réfolutives, faites cuire dans une fuffifante quantité de lie de Vin jufqu'en confiftance de Cataplafme.

Cataplafme pour les Parotides & pour certaines tumeurs malignes.

Prenez des feuilles de Scordium, de Rhue, d'Origan, & de Curage, de chacun deux poignées, des fleurs de Camomile, de Mélilot, & de Sureau, de chacun trois pincées ; faites cuire dans une fuffifante quantité de Vin rouge ; pilez le marc avec des Oignons blancs

& des Oignons de Seille, cuits fous les cendres chaudes, de chacun quatre onces ; ajoûtez à la pulpe que vous aurez paffée par le tamis, du vieux Levain, & du Miel de Romarin, de chacun quatre onces, une once & demie de Thériaque, & deux gros de Galbanum diffous dans du Vin ; faites le Cataplafme felon l'art.

Le Levain de Seigle eft un excellent maturatif pour les tumeurs malignes ; il faut y ajoûter, felon les circonftances, de l'Huile, ou du Lait.

Cataplafme pour le Panaris, ou mal d'avanture, qui tourne autour des doigts.

Prenez des feuilles de Pariétaire, hachez-les menu, enfuite mêlez avec du Sain-doux ; enveloppez le tout de plufieurs feuilles entieres de Pariétaire ; liez avec un fil, pour faire une efpece de pelotte, que vous mettrez dans la cendre chaude.

Lorfque cela eft cuit, on en étend fur du papier brouillard, ou fur du linge, pour appliquer fur le doigt. On renou-
velle

velle ce panfement deux fois par jour.

Cataplafme ufité pendant la pefte de Marfeille.

Prenez un gros Oignon, creufez-le, &
l'empliffez de Thériaque, de Savon &
d'Huile; enfuite faites-le cuire fous la cendre, & le broyez pour l'appliquer fur le
charbon peftilentiel. On mettoit encore
par-deffus, un autre Cataplafme fait avec
le pain, l'eau & les jaunes d'œufs.

Cataplafme pour les Defcentes.

Prenez de la racine de Sceau de Salomon; nettoyez-la fans la laver, coupez-
la, & la pilez bien. Après avoir fait ren-
trer la defcente, mettez ce Cataplafme
fur la partie, & on la bande fermement.

On refte au lit le plus long-tems qu'on
le peut, & on boit pendant ce tems,
foir & matin, un petit verre de Vin
préparé avec de la racine de Sceau de
Salomon, qu'on pile ; enfuite on verfe
deffus du Vin blanc, on laiffe tremper
pendant trente heures ; enfuite on paffe
ce Vin, & on l'enferme dans des bouteilles. On met dans chaque petit verre

M

de ce Vin, depuis deux gouttes jufqu'à
douze d'Efprit de Sel dulcifié.

*Cataplafme aftringent, pour raffermir ,
& pour les Defcentes.*

Prenez des Herbes de Renoüée, de
Bourfe-à-Pafteur, & des fleurs de Rofes, de chacun une poignée; faites cuire
dans du Vinaigre, & mêlez-y trois onces d'Huile de Rofes, ou de Myrthe.

*Cataplafme de Bec de Grue contre
l'Efquinancie.*

Prenez deux poignées de Bec de Grue ;
ou Herbe-à-Robert ; faites cuire légerement dans une fuffifante quantité de
Vinaigre.

*Cataplafme de Nid d'Hirondelles
contre l'Efquinancie.*

Prenez un Nid d'Hirondelles, pilez-
le dans un mortier, ajoûtant une fuffifante quantité de Vinaigre, pour le réduire en forme de Cataplafme, qu'on fait
chauffer légerement pour l'appliquer , s'il
fait froid.

Le même composé.

Prenez quatre onces de Nid d'Hirondelles, de la fiente de Chien, & de l'oreille de Judas, de chacun une once, pilez dans un mortier avec une suffisante quantité d'Esprit de Vin, pour réduire le tout en forme de Cataplasme ; ajoûtez-y une demie once de Beaume tranquille.

Cataplasme pour les crevasses des mammelles.

Prenez demie livre de Farine de Seigle, & six jaunes d'œufs, mêlés dans une suffisante quantité de Miel commun.

Cataplasme adoucissant pour les tumeurs lymphatiques & laiteuses.

Faites fondre doucement du Beurre frais ; délayez-y de la Farine, & y ajoûtez de l'eau-de-vie, en remuant, pour mettre en consistance de Cataplasme.

LINIMENS.

Liniment Anodin.

PRENEZ une once d'Onguent Populéon, de l'Huile d'Olive, & du Beaume tranquille, de chacun demie once, & quinze gouttes de teinture anodine, mêlez pour un Linimennt.

Liniment contre les Hémorroïdes.

Prenez quatre onces des racines de petite Scrophulaire mondée & pilée dans un mortier ; ajoûtez - y une suffisante quantité de Sain-doux ; mêlez, & faites Liniment.

Liniment pour la douleur, & pour l'inflammation des yeux.

Prenez un quarteron de bon Beurre bien frais, une once de Cire blanche, une demie once de Tuthie porphyrisée, & deux scrupules de Camphre ; faites fondre d'abord la Cire, ensuite ajoûtez-y le Beurre, & lorsqu'il est fondu, retirez du feu, & y mêlez le reste.

Liniment pour la poitrine.

Prenez de l'Onguent d'Althæa, & de l'huile de Palmier, de chaque trois gros, de l'huile de Muscade un gros, de l'huile essentielle d'Anis trois gouttes, de l'eau-de-vie de Lavande, & de l'huile de Camomile, de chacune deux gros ; mêlez le tout ensemble.

On étend de ce Liniment sur un papier brouillard, qu'on applique ensuite sur la poitrine, après l'avoir frotté avec un linge chaud, & on met sur la poitrine par-dessus ce liniment, un morceau de flanelle, ou un linge chaud.

Un Liniment fait de suif seulement, est très-bon sur la poitrine dans certains cas de rhumes.

Liniment pour empêcher les marques de la petite vérole.

Mettez dans une grande cuiller, ou dans un autre vase, trois gros de Blanc de Baleine, à une chaleur douce, comme est celle du Bain-Marie ; dissolvez-le dans deux onces d'huile d'amandes douces, nouvelles ; ajoûtez-y six gouttes d'huile de bois de Roses.

L'onziéme jour de la maladie, ou après le fept de l'éruption on commence à fe fervir de ce Liniment, dont on oint avec une plume trois ou quatre fois le jour, les grains de petite vérole.

Liniment pour la Goutte.

Prenez du Savon noir, & de l'huile de Pétrole, ou de Gabian, de chaque deux gros, & une demie once de Miel; ajoûtez-y un blanc d'œuf, & battez le tout enfemble. Lorfqu'on veut calmer les nerfs, il faut y ajoûter depuis douze grains jufqu'à un gros de Camphre, & lorfque les douleurs font exceffives, on y met depuis douze grains jufqu'à un gros d'Opium.

On peut prévenir les cas de Goutte, & même la guérir dans la fuite, par les purgations réitérées fouvent, la tifane fudorifique, & le lait, ou les farineux pour toute nourriture. C'eft un préjugé que de croire qu'il n'y a point de reméde à la Goutte; il n'y a point de maladie que la Médecine ne puiffe guérir, il n'y a qu'à la mort qu'il n'y a point de reméde; & lorfqu'il femble qu'il y a des maladies

qui font incurables, comme eft la rage,
l’épilepfie, la pefte, c’eft que les Médecins n’en font pas affez inftruits, & qu’ils
n’y font pas expérimentés, parce que
heureufement ces effroyables maladies
font rares.

Il y a du danger à arrêter la Goutte,
en empêchant fon effet ; qui eft une
dépuration du fang, & un dépôt de l’humeur goutteufe fur une des extrémités
du corps ; mais il eft fort bon de la guérir, en rémédiant à fa caufe, en vuidant
cette humeur goutteufe par les voyes de
la tranfpiration, & des urines, & fur-tout
par les felles, & en adouciffant le fang,
& détruifant ainfi totalement le levain de
cette humeur, qui la régénéroit en affimilant & corrompant les fucs nourriciers.

Ainfi c’eft une erreur de dire qu’il n’y
a point de reméde à la Goutte ; elle eft
guériffable, lorfqu’elle n’eft pas mortelle, lorfque le malade eft raifonnable,
& qu’il fuit les confeils d’un bon Médecin.

ONGUENS.

Onguent de la Mere, Religieuse de l'Hôtel-Dieu de Paris.

PRENEZ de la graisse de Porc mâle ; du Beurre frais, de la Cire jaune, de la Litharge préparée, de la graisse de Bouc., ou de celle de Bêlier, de chaque une demie livre. Dissolvez la Litharge dans une livre d'huile d'Olive, faites fondre les graisses, la cire & le beurre ; mêlez le tout, & faites cuire ensemble jusqu'à ce que l'Onguent devienne noirâtre.

Cet Onguent est d'un grand usage à Paris, il est fort doux ; il est résolutif, adoucissant & suppuratif.

Onguent digestif.

Prenez quatre onces de Thérebentine de Venise, deux jaunes d'œufs ; vous pouvez y ajoûter de l'huile de Millepertuis, ou de celle de Roses, & faites votre Digestif selon l'art.

Digestif détersif.

Prenez quatre jaunes d'œufs, quatre

onces

onces de Beaume d'Arcæus, deux onces d'huile d'Hypericum ; ajoûtez, felon qu'il fera prefcrit, de l'Onguent Bafilicum, ou de Stirax, du Mondificatif d'Ache, d'Ægyptiac, de Beaume Fioraventi, ou d'Elixir de propriété, la quantité qui fera prefcrite par le Médecin.

Digeftif pour panfer les playes après les opérations, comme après celle de la Babonocele.

Prenez une once d'Onguent fuppuratif, ou de Bafilicum, une once de Beaume d'Arcæus, & quatre onces d'huile de Millepertuis ; mêlez enfemble

Onguent pour fondre les tumeurs des parties nerveufes.

Prenez une once d'Onguent de Stirax, mêlez-y un gros de fleurs de Soufre, pour appliquer fur la tumeur en emplâtre.

Onguent defficatif pour les excoriations du croupion à la fuite des grandes maladies.

Faites fondre enfemble doucement du

Suif, & de l'Ongent de Stirax, & après avoir retiré du feu, ajoûtez-y de l'eau Vulnéraire.

Onguent excellent, quoique simple, pour fondre.

Faites fondre de la cire, ajoûtez-y de la poix de Bourgogne, & ensuite du Savon.

Onguent noir, ou Onguent du Diable.

Pour faire l'Onguent du Diable, il faut mettre en poudre du Machefer; on la passe par le tamis, on y passe aussi de la Suie ; on mêle ensemble ces poudres, & on en fait l'alliage avec du jus de Citron.

Cet Onguent noir est très efficace pour toutes sortes d'ulceres, lorsqu'il s'a-git de ronger les mauvaises chairs, & de faire venir & nourrir les bonnes. Il pré-serve de gangrenne. Il faut apliquer tou-jours cet Onguent chaud.

Onguent pour guérir les ulceres difficiles à cicatriser.

Prenez des feuilles d'Aigremoine, coupez-les bien menu, & ensuite les mêlez avec du Saindoux.

Onguent Mercuriel pour la Vérole, les Dartres & la Gale.

Prenez de la panne de Cochon mâle, qui est la plus ferme & la plus blanche, coupez-la en petits morceaux, & la faites tremper dans de l'eau pendant vingt-quatre heures en Eté, pendant deux jours en Hiver, changeant souvent d'eau, & épluchant les filets & les peaux ; ensuite faites-la fondre au Bain-Marie ; lorsqu'elle sera fondue, passez-la, en la laissant tomber dans de l'eau fraîche ; ramassez-la, lorsqu'elle est congelée, & la faites égouter. On peut faire fondre avec la panne un peu de cire ou de suif, pour donner plus de consistance à la graisse.

Pour faire l'Onguent Mercuriel, prenez de cette graisse, & du Mercure coulant, autant de l'un que de l'autre ; broyez ensemble, jusqu'à ce que le Mercure ait entierement disparu.

Pour éteindre plus facilement le Mercure, il faut prendre du vieux Onguent Mercuriel, environ la cinquieme partie de ce qu'on fe propofe de faire d'Onguent. On verfe peu à peu le Mercure fur le vieux Onguent, & on le broye jufqu'à ce qu'il foit éteint ; enfuite on y met de la graiffe nouvelle, & fi l'on remet un peu d'effence de Citron ; on mêle bien le tout enfemble, en broyant du même fens.

La dofe de cet Onguent, qui eft fait ainfi à parties égales, eft depuis fix grains jufqu'à un fcrupule, c'eft-à-dire, depuis la groffeur d'une Lentille jufqu'à celle d'un gros Pois, pour la Gale & pour les Dartres ; & il faut l'employer le foir, avant que de fe coucher. La dofe de cet Onguent eft bien différente pour le traitement de la Vérole. Voyez *la Chymie Médicinale, Tome II.*

Onguent Mercuriel pour guérir les carcinomes, ou tumeurs chancreufes, & certains ulceres qui viennent de virus vénerien.

Il faut mettre le Mercure en Onguent avec la Thérébenthine feule ; cet Onguent Mercuriel vaut mieux pour ces ufages, que celui qui eft fait avec la graiffe.

Onguent pour les maladies rebelles de la peau.

Prenez une once de Précipité blanc, mêlez bien avec trois onces de Pommade ordinaire, ou d'Onguent Rosat, ou de Miel.

Onguent brun pour faire tomber les escarres de certaines playes, & qui tient lieu quelquefois de Pierre Infernale, pour ronger les chairs des ulceres.

Mêlez exactement un gros de Précipité rouge avec sept gros d'Onguent suppuratif.

On le rend quelquefois digestif, en y ajoûtant du Beaume d'Arcæus, & de l'huile de Millepertuis.

Onguent nutritum rafraîchissant & répercussif.

Prenez trois onces de Litharge, quatre onces de fort Vinaigre, & une once d'huile Rosat.

Broyez la Litharge, en y laissant tomber goutte à goutte le Vinaigre, & l'huile Rosat, alternativement.

Onguent pour la Galle simple.

Prenez deux gros de fleurs de Souphre, & une once de Cérat de Galien, ou de Saindoux, mêlés enfemble.

Onguent pour la Galle rébelle.

Prenez des racines fraîches de Patience fauvage, & d'Aunée, coupez-les, & les pilez ; enfuite tirez-en la pulpe par un tamis.

Mêlez deux onces de cette pulpe avec une demie once de fleurs de Souphre, & un quarteron de Saindoux.

Onguent commun pour la Galle.

Prenez un quarteron de fleurs de Souphre, & une demie livre de beurre frais, mêlés enfemble.

On peut employer cet Onguent en trois ou quatre dofes, pour un malade robufte qui ait de la Galle par tout le corps : on le frotte le foir par-tout avec de cet Onguent, & il garde le même linge jufqu'à ce qu'il foit guéri ; on le purge plufieurs fois auparavant, & on finit par le repurger.

EMPLASTRE SPARADRAP,

Ou Toile Gaultier, pour panser les vieux Ulceres habituels, & les Cauteres.

POUR faire l'Emplâtre Sparadrap ; prenez de l'huile d'Olive, du vieux Oing, de la Litharge d'or, & de la Céruse, de chaque six onces.

De la Cire jaune, & de la Poix navale, de chaque trois onces.

De la graisse de Bouc, ou de celle de Mouton, de la Colophone, ou du Bray sec, & de la Poix-résine, de chaque deux onces.

Mettez sur le feu l'huile & la Litharge ; mêlez bien ensemble ; ensuite ajoûtez y la Céruse & le vieux Oing ; remuez continuellement avec une spatule, & faites cuire jusqu'à ce que le tout ait une bonne consistance ; alors ajoûtez-y la Cire jaune, la Poix navale, la Colophone, la Poix-résine, & la graisse de Mouton ; mêlez bien le tout, & laissez sur le feu, jusqu'à ce que vous voyez qu'ayant mis un peu de la matiere à refroidir, elle prenne une consistance d'Emplâtre ; pour lors vous retirerez de dessus le feu, & dans cette matiere toute chaude vous tremperez du vieux linge, que vous retirerez, lorsqu'il en sera bien pénétré : vous pourrez le passer entre deux rouleaux. Il faut étendre également ces morceaux de linge ainsi imbibés de l'Emplâtre, & les laisser refroidir.

On peut faire des Emplâtres Sparadraps avec toutes sortes d'Emplâtres, en les faisant fondre, & y trempant des linges. Ces Emplâtres sont commodes pour les ulceres habituels, & sur tout pour les pauvres ; le pansement est facile ; on coupe un morceau de Sparadrap de la grandeur de l'ulcere, & quand on panse le malade, on retourne l'Emplâtre, parce qu'il est imbu de tous côtés.

BOUGIES.

LES Bougies sont des especes d'Emplâtres Sparadraps. Les Apothicaires en devroient faire & en tenir toutes faites pour l'usage du public, lorsque les Médecins & Chirurgiens en feroient user ;

les Bougies font fort utiles dans bien des cas ; ce n'eft pas feulement pour les maladies vénériennes, mais auffi dans bien des fuppreffions d'urine. Les Bougies feroient auffi-bien, & fouvent mieux que la Sonde ; les Sondes font moins traitables pour le malade, & pour le Chirurgien, que les Bougies.

Bougies pour fonder.

Il faut faire fondre de la Cire, & y ajoûter un peu de Bol d'Arménie en poudre fine ; enfuite on y trempe des toiles d'environ neuf pouces de largeur, & d'environ deux pieds & demi de longueur. Il faut que ce foit une toile de Batifte, de Hollande, ou même de Taffetas.

On pince deux coins du même côté de chaque morceau, & on trempe dans le mêlange, pendant qu'une autre perfonne preffe dans la Cire fondue, pour faire pénétrer également ; enfuite on retire en laiffant égouter.

On coupe ces morceaux de toiles en languettes obliques, pour qu'une extrémité foit plus groffe que l'autre.

On roule ces languettes entre les doigts, & enſuite entre deux pieces de Marbre.

Bougies pour fondre les carnoſités de la verge, & pour dilater l'uréthre à la ſuite des Chaudepiſſes.

Faites fondre d'abord une livre de Litharge d'or dans une pinte de Vinaigre ; faites bouillir pendant une heure ou cinq quarts d'heure, en remuant toujours ; enſuite verſez la diſſolution claire.

Verſez de cette diſſolution ſur de la cire fondue, une demie once ſur chaque livre de Cire ; & le mélange étant fait, on ôte la baſſine de deſſus le feu.

Il faut que le mélange ne ſoit ni trop chaud, ni trop froid, pour y tremper les linges qui peuvent être auſſi de Mouſſeline.

Pour rendre ces Bougies plus efficaces, on en trempe la pointe dans un mélange de ſix onces de Cire fondue, & de deux onces de Vinaigre de Saturne. Voyez *la Chymie Médicinale ſur le Vinaigre de Saturne.*

Bougies pour fondre les carnoſités qui ſont avec douleur.

Prenez ſix livres de Cire, & une livre

de fuif de Bouc ou de Mouton, après les avoir fait fondre, mêlez-y un quarteron de Vinaigre de Saturne.

Bougies adouciffantes, dans les douleurs extrêmes.

Faites fondre fix livres de Cire, & une demie livre de graiffe nouvelle de Bouc ou de Mouton; ajoûtez-y une demie livre d'huile d'Amandes douces nouvellement tirée.

REMEDES PARTICULIERS.

IL eft des remédes qui font aujourd'hui fort en ufage, & dont la compofition eft encore fecrette, ou pas affez connue, telle eft la compofition des Pilules de Belloste.

Pilules de Belloste.

Pour faire les Pilules de Belloste, prenez une once de Mercure crud bien pur, verfez-le peu à peu fur une once de bonne Scammonée en poudre, dans un mortier de marbre ou de fer; & lorfque vous aurez mis tout le Mercure, ajoû-

tez-y peu à peu une once de Sucre en
poudre, & quelquefois une goutte de
vin ; lorſque vous aurez employé tout le
Sucre, ajoûtez au tout une once de Jalap en poudre, & un peu de Vin, en
continuant de broyer. Enſuite on en fait
des Pilules qui peſent environ quatre
grains, on les met dans de la poudre de
Regliſſe, ou bien on les argente.

*Maniere de ſe ſervir de ce reméde,
tirée de la Diſſertation de M. Belloſte,
Docteur en Médecine, ſur les Pilules
Mercurielles.*

» La doſe qu'on fait ordinairement de
» ſix Pilules ne doit pas ſervir de regle
» pour tout le monde ; car il faut l'aug-
» menter, ou la diminuer, ſuivant l'effet
» qu'elles produiſent ; par exemple, ſi
» elles purgent cinq ou ſix fois, cela
» ſuffit ; ſi elles ne purgent que trois ou
» quatre fois, il faut l'augmenter d'une
» ou de deux. Si elles purgent ſept à
» huit fois, il faudra la diminuer à
» proportion. Cependant, quoiqu'il ar-
» rive quelquefois dans les perſonnes
» remplies d'humeurs, qu'il ſe faſſe une

» abondante évacuation, quoique l'on
» n'aye pris qu'une dose médiocre, il ne
» faudra pas se rebuter ; car alors plus
» elles purgent, plus l'on sent diminuer
» le mal, & croître ses forces. Mais
» comme il se trouve aussi des tempé-
» ramens, dont les humeurs sont diffi-
» ciles à émouvoir, & que même une
» dose de huit à dix pilules purge peu &
» avec peine, il faut alors que le ma-
» lade prenne un lavement le jour de la
» seconde prise, ou le jour suivant, il
» ramollira les humeurs visqueuses &
» gluantes, relâchera les fibres des in-
» testins, & évacuera ce qui a été mis en
» mouvement par les Pilules. Il sera
» même bon d'user de tems en tems de
» la même méthode dans les fortes coli-
» ques, comme dans le *Miserere*, & il
» faut doubler, & même tripler la dose.
» Cependant, dans cette derniere mala-
» die, si l'intestin est tombé dans le
» scrotum, il ne faudra pas prendre de
» Pilules, qu'il ne soit réduit dans l'ab-
» domen. »

» Comme ce reméde est très-benin
» dans son opération, on le donne avec
» succès, & sans aucun risque, aux

» femmes enceintes, de même qu'aux
» nourrices, en dofe médiocre, il aug-
» mente & rafraîchit leur lait. »

» Quand les femmes ont leurs regles,
» elles doivent ceffer d'en prendre, & re-
» commencer, quand elles font paffées. »

» Lorfque la Goutte eft nouvelle,
» ces Pilules la guériffent radicalement;
» mais lorfqu'elle eft invétérée, elles en
» éloignent les accès, & calment la vio-
» lence des douleurs. »

» Les perfonnes qui font accoutumées
» de fe purger par précaution, recevront
» beaucoup de fatisfaction de l'ufage de
» ce reméde, qui évacue merveilleufe-
» ment la pituite & la bile fans caufer
» aucune douleur, tranchée, ni altéra-
» tion, excite l'appetit, & provoque un
» doux fommeil; trois ou quatre pilules
» en ce cas suffifent, pourvû qu'on en
» prenne une plus forte dofe que dans
» les maladies de long cours, afin de
» procurer des évacuations plus abon-
» dantes; & l'on peut auffi en faire ufage,
» fans s'y préparer par la faignée, à
» moins qu'elle foit indiquée par une plé-
» nitude de fang. »

» Une preuve qu'il ne fait aucune

» violence, c'est que par son moyen on
» a vû guérir des enfans de huit à dix
» mois, attaqués de la fievre produite
» par une mauvaise nourriture, & des
» convulsions causées par des vers : il
» faut seulement observer de leur en
» donner une petite dose qu'on diminue
» à proportion de leur âge : par exemple,
» on peut leur donner les deux tiers
» d'une Pilule, ou une entiere, jusqu'à
» un an, depuis deux jusqu'à trois ans,
» trois Pilules ou trois & demie, quel-
» quefois quatre. Pourvû qu'elles leur
» fassent faire deux ou trois évacuations,
» cela suffit ; il faut les diviser en de pe-
» tites parts afin qu'ils puissent les ava-
» ler sans les mâcher, vû qu'il ne faut
» pas les dissoudre avant de les prendre ;
» mais il faut absolument que la dissolu-
» tion de ce reméde se fasse dans l'esto-
» mac, & pour cet effet on pourra les
» enveloper dans du pain à chanter, des
» pommes cuites, des confitures ou au-
» tres choses semblables. »

» On les prend, de deux jours l'un,
» le matin à jeun, avec un bouillon,
» Thé, ou quelque autre boisson chaude,
» pour aider à l'opération du reméde. »

» Dans les cures de long cours, après
» avoir pris les trois ou quatre premieres
» prises le matin, on pourra continuer
» à les prendre, le soir en se couchant,
» deux ou trois heures après un souper
» léger ; & si l'on veut se contenter
» d'une petite soupe pour son souper,
» on pourra les avaler dans les premieres
» cuillerées de sa soupe ; le lendemain
» matin, il faudra prendre encore du
» bouillon, ou du Thé. C'est en les pre-
» nant de cette maniere le soir, que
» plusieurs sont guéris de la vérole, ou
» de maux vénériens, sans que personne
» se soit apperçu qu'ils ayent pris aucun
» reméde. »

» Ceux qui sont occupés pendant la
» matinée, pourront les prendre quatre
» heures après le dîner, ils seront purgés
» dans la soirée, & pourront souper lé-
» gerement cinq ou six heures après. »

» Elles n'obligent pas à garder la cham-
» bre, ni le lit, ni à observer une diette
» rigoureuse, il faudra seulement ne point
» s'exposer à l'air froid, & s'abstenir des
» acides, fruits verds, & cruds, de lait,
» fromage, beurre, pâtisseries, chair de
» porc, viandes salées, & des ragoûts
trop

» trop épiſſés, il faut tremper ſon vin. »

» L'on ne ſçauroit regler la quan-
» tité qu'on en doit prendre, que par
» l'effet qu'elles produiſent ; mais il ſera
» toujours de la prudence du malade de
» continuer encore quelque tems, après
» que les ſymptômes de ſa maladie au-
» ront diſparu, afin de détruire juſqu'aux
» moindres reſtes du mauvais levain qui
» ſeroit dans la maſſe des humeurs, & de
» s'aſſûrer par-là de ſa guériſon. »

» Ce reméde ne ſe gâte jamais, pourvû
» qu'on le tienne dans une boëte, &
» dans un lieu ſec. »

On peut ajoûter à ce que dit l'Auteur de ſes Pilules, qu'en général elles
ſont fondantes, purgatives de la bile &
des ſéroſités, & qu'elles corrigent la
mauvaiſe qualité des humeurs, qui font
la Goutte, les Rhumatiſmes, & les Dartres, lors même que ces maladies ſont
une ſuite du virus vénérien.

On les prend donc comme correctives & purifiantes, ou comme purgatives.
Quand même on ne les prend que comme
correctives, elles purgent un peu, il eſt
à propos d'en prendre aſſez pour faire
aller à la garde-robe, au moins une fois

O

plus qu'on n'iroit, si on n'en avoit pas pris; pour cet effet, on en prend depuis quatre grains jusqu'à douze grains, c'est-à-dire, depuis une Pilule jusqu'à trois ou quatre.

La dose de ces Pilules, lorsqu'on les prend comme purgatives, est depuis douze grains jusqu'à trente, c'est-à dire, depuis quatre Pilules jusqu'à huit ou neuf.

L'expérience a appris qu'en général, la meilleure façon de les prendre, est d'en avaler la moitié le soir en se couchant, ayant soupé plus légerement qu'à l'ordinaire, & le reste le lendemain matin au réveil, & une tasse de Thé par-dessus. On doit prendre un bouillon deux heures après.

REMEDE ANGLOIS,

Ou de Mademoiselle Stephens, *pour la maladie qu'on appelle la Pierre.*

MADEMOISELLE *Stephens*, Auteur de ce reméde, étoit petite-fille du Médecin *Stephens*, Auteur de plusieurs Remédes qui ont été publiés sous son nom.

Avis du * Docteur Hartley, au sujet du Reméde de Mademoiselle Stephens.

Le crédit du Reméde de Mademoiselle *Stephens*, pour la Pierre, a été si bien établi, que plusieurs personnes de la premiere distinction l'ont jugé digne de leur protection & de leur encouragement, & ont souhaité de pouvoir trouver quelque moyen de le rendre public ; car jusqu'à présent les bons effets de ce reméde se bornent à peu de personnes : Mademoiselle *Stephens* ne pouvant pas suffire elle seule à le préparer pour un plus grand nombre, ni employer quelqu'un avec elle pour y travailler, sans découvrir un secret qui lui est si profitable, & est en effet toute sa subsistance.

* En Angleterre, en Italie & en Allemagne, le nom de Docteur signifie Médecin, parce que l'homme qui est supposé sçavoir la Médecine, & s'en occuper, autant que cette Science le mérite pour son objet, est regardé comme docte, par excellence : ce qui impose aux Médecins la nécessité de se rendre extraordinairement habiles, & doit inspirer au Public de l'estime & de la reconnoißance pour ces hommes rares.

Mais il y a dans tous les endroits du monde grand nombre de personnes attaquées de la Pierre, que leur état rend dignes de toute sorte de compassion & de soulagement ; car leurs souffrances sont plus cruelles que dans presque toute autre maladie.

Il est probable de plus que ce reméde qui produit un effet aussi extraordinaire sur les urines, que de les rendre alkalines, & capables de dissoudre la Pierre, peut avoir plusieurs autres usages & applications entre les mains d'un Médecin, & être une source de découvertes utiles au corps humain ; & c'est un fait que plusieurs de ceux qui l'ont pris, en ont trouvé toute leur santé améliorée.

Ce sont ces motifs qui m'ont engagé à faire tous mes efforts, depuis que je connois la bonté de ce Reméde, premierement, pour porter Mademoiselle *Stephens* à communiquer son secret ; en second lieu, pour engager le public à lui faire pour cela une gratification convenable ; & je n'ai fait aucune démarche sans demander l'avis & l'assistance de mes amis.

Je suis maintenant entierement con-
vaincu que plusieurs Pierres, soit dans
les reins, soit dans la vessie, ont été
dissoutes par la vertu de ce Reméde;
& je ne fais point difficulté d'assûrer que
tous ceux qui prendroient la peine de
faire les recherches que j'ai faites, en se-
roient également convaincus, & sur-tout
puisque les expériences que j'ai publiées,
prouvent que l'opinion générale de la
nécessité d'une liqueur âcre pour dissoudre la Pierre, paroît être mal fondée.

› Après bien des moyens différens que
› l'on a proposés pour rendre ce Reméde
› public, & qui ont été rejettées, à
› cause des difficultés qui les accompa-
› gnoient, on m'en a enfin indiqué un,
› contre lequel je présume qu'on ne
› peut rien objecter, puisque plusieurs
› grands Seigneurs s'y sont si généreu-
› sement intéressés, en voulant bien être
› également caution au public que son
› argent ne sera pas mal employé, & à
› Mademoiselle *Stephens*, qu'elle ne per-
› dra point toute sa peine en découvrant
› un secret d'une si grande importance
› pour tout le monde. Le Docteur Shaw
› & moi avons l'honneur de nous join-

» dre à tous ces Seigneurs, comme ayant
» fait des recherches particulieres fur les
» effets de ce Reméde, & pour recevoir
» & rendre compte de tout ce qui fera
» payé dans la fuite. »

Il fe fit des foufcriptions, mais Mademoifelle *Stephens* n'ayant pû obtenir par cette voye des contributions, la fomme qu'elle demandoit pour donner fon Reméde au public, le Parlement d'Angleterre voulut que l'on n'en fût pas privé plus long-tems, & que tout le monde pût en profiter, en cas qu'il fût bon, & que des expériences certaines répondiffent de fes fuccès. Il fit en conféquence un Acte conditionel, pour affûrer une récompenfe à *Jeanne Stephens*, afin qu'elle rendît publique la préparation des remédes, dont elle fe fert pour guérir la Pierre.

Par cet Acte le Parlement nomma plufieurs Commiffaires Seigneurs & Docteurs, pour juger du Reméde, & affigna fur leur approbation à Mademoifelle *Stephens* cinq mille livres Sterlings, *après qu'ils feroient convaincus par leur expérience de fon utilité, efficacité, & pouvoir de diffoudre la Pierre.*

Recette des Remédes de Mademoi-
selle Jeanne Stephens, *pour guérir la*
Pierre & la Gravelle, avec la maniere
de les préparer & de les donner, publiée
par ordre du Parlement d'Angleterre, à
la fin de l'Acte qui assûre à cette De-
moiselle une récompense de 5000 *livres*
Sterlings, qui valent environ cent qua-
torze-mille livres de la Monnoye de
France.

Ces Remédes sont une poudre, une
décoction & des pilules.

La poudre est composée de coquilles
d'œufs calcinés & de Limaçons calcinés.

Pour faire la décoction, on met bouillir quelques herbes dans de l'eau avec
une boule composée de Savon, de petit (*a*) Cresson sauvage, brûlé jusqu'à
noirceur, & de Miel.

Les Pilules sont faites avec des Limaçons calcinés, de la graine de Carotte
sauvage, de la graine de Bardane, &
des grains de Frêne, renfermées dans
leurs follicules membraneux, des Gra-
teculs, des fruits, ou bayes d'Aubépine,

______

(a) *Nasturtium sylvestre, capsulis cristatis, Inst.*
Corouopus Ruellii. Nasturtium porcinum.

le tout brûlé jufqu'à noirceur, du Savon & du Miel.

Préparation de la Poudre.

Prenez des coquilles d'œufs de Poules, bien féches, bien nettes, & où il ne foit rien reflé des blancs. Ecrafez-les bien avec les mains, rempliffez en un creufet contenant près de trois chopines.

Placez ce creufet dans le feu, couvrez-le d'une tuile, mettez des charbons par-deffus, & tenez-le au milieu d'un feu clair très-violent, jufqu'à ce que les coquilles d'œufs foient calcinées au gris-blanc, & qu'elles ayent acquis un goût âcre falé.

Cette opération demande au moins huit heures. Quand les coquilles auront été ainfi calcinées, mettez-les dans un vaiffeau de terre bien fec & bien net, que vous ne remplirez que jufqu'aux trois quarts, afin que les coquilles trouvent de l'efpace, lorfqu'elles viendront à fe gonfler. Laiffez dans un lieu fec ce vaiffeau, pendant deux mois, mais pas davantage. Dans cet intervalle de tems, les coquilles d'œufs prendront un goût plus doux, & la partie qui fera fuffifamment calcinée.

calcinée deviendra assez fine pour passer à travers un tamis de crin ordinaire ; car il faut la tamiser.

Pareillement il faut prendre des Limaçons de Jardin avec leurs coquilles, les bien nettoyer, ôter la terre qui les entoure, en remplir un creuset de la même grandeur que celui qui a servi pour les coquilles d'œufs, couvrir ce creuset, le placer au feu, comme dans l'opération précédente, & l'y laisser jusqu'à ce que les Limaçons ayent cessé de fumer, c'est-à-dire, pendant environ une heure, mais il ne faut pas qu'il y reste davantage.

Aussi tôt qu'on aura tiré les Limaçons du creuset, il faudra les réduire dans un mortier en une poudre fine, qui doit devenir d'un gris fort obscur, si l'opération a été bien faite.

Remarque. Si l'on se sert de charbon de terre, il faudra pour que le feu soit plus clair au-dessus des creusets, mettre sur les tuiles qui les couvrent, de gros morceaux de charbon à demi consommés, & non pas du charbon neuf.

Quand ces poudres sont ainsi préparées, il faut mêler ensemble six parties de poudre de coquilles d'œufs, & une partie de Limaçons, les pulvérifer dans un mortier, & paffer la poudre au travers d'un tamis fin.

Auffi tôt après il faut renfermer ce mêlange dans des bouteilles de verre bien bouchées, & le conferver pour l'ufage dans un lieu fec, brûlé jufqu'à noirceur, & pulvérifé très-fin, mais ce n'a été que pour déguifer le Remede.

On peut préparer les coquilles d'œufs pendant toute l'année, le meilleur tems eft cependant l'Eté. La préparation des Limaçons ne doit fe faire que pendant les mois de Mai, Juin, Juillet & Août, & de tous ces mois, je préfere celui de Mai.

Préparation de la Décoction.

Prenez quatre onces & demie du meilleur Savon d'Alicante, battez le dans un mortier avec une bonne cuillerée de Creffon fauvage, brûlé jufqu'à noirceur, & avec autant de Miel, jufqu'à ce que le tout foit réduit en confiftance de pâte ; formez-en une boule.

Prenez cette boule, & prenez des feuilles, ou des fleurs vertes de Camomille, des feuilles de Fenoüil doux, des feuilles de Perfil, & des feuilles de Bardane, auffi vertes, de chacune une once. Si ces plantes ne font pas vertes & fraîches, prenez une once de leur racine. Hachez les herbes ou les racines; coupez par tranches la boule de pâte, & faites bouillir le tout pendant une demie heure dans deux pintes d'eau de riviere, (d'eau propre à laver le linge,) paffez enfuite cette décoction, & mêlez-y du Miel pour l'adoucir.

Préparation des Pilules.

Prenez des mefures ou quantités égales de Limaçons calcinés, de femence de Carotte fauvage, de femence de Bardane, de fruits de Frêne, de Gratteculs, & de bayes d'Aubepine; faites-les brûler jufqu'à noirceur; ou, ce qui eft la même chofe, jufqu'à ce qu'ils ceffent de rendre de la fumée; mêlez-les enfemble, pulvérifez les dans un mortier, & les paffez à travers un tamis très fin.

Prenez enfuite une grande cuillerée de ce mêlange, & quatre onces du meilleur Savon d'Alicante, & avec une fuffifante quantité de Miel, réduifez-les dans un mortier en confiftance de Pilules.

Chaque once de cette compofition doit faire foixante Pilules.

Maniere de donner ces Préparations.

Quand il y a une pierre dans la veffie ou dans les reins, il faut prendre de la poudre trois fois par jour, c'eft-à dire, le matin après déjeûner, l'après-midi fur les cinq ou fix heures, & le foir avant que de fe mettre au lit ; la dofe eft une dragme, ou 56 grains, poids de marc ; il faut prendre cette poudre dans quatre cuillerées de Vin blanc, de Cidre, ou de Punche léger, après chaque dofe il faut boire un demi-flier de la décoction froide ou tiede.

Ces remédes caufent quelquefois beaucoup de douleur dans les commencemens ; pour lors il faut donner au malade un Opiat, un Anodin, un Calmant, & en réiterer l'ufage dans le befoin.

Si le malade eft conftipé pendant l'ufage de ces remedes, il faut lui don-

her un électuaire lénitif, ou quelque autre laxatif ; mais pendant le tems feulement que durera fon incommodité ;
car il faut avoir grande attention, en
tout tems, d'empêcher le dévoyement,
parce qu'il entraîneroit les remedes ; &
fi même, par malheur, le dévoyement
furvient, il faut augmenter la dofe de
la poudre qui eft aftringente, ou diminuer celle de la décoction qui eft laxative ; ou bien avoir recours à quelque
autre moyen, fuivant l'avis des Médecins qui doivent juger de tout ce qui
concerne la fanté.

Pendant l'ufage de ces remedes, il
ne faut point manger de mets falés ; il
ne faut point boire de Vin rouge, ni
de Lait ; il faut prendre peu de liquide,
& faire un exercice modéré, afin que
l'urine s'impregne davantage de ces remedes, & qu'elle foit retenue plus
long-tems dans la veffie.

Si l'eftomac ne peut pas fupporter la
décoction, il faut prendre après chaque
dofe de poudre, un fixiéme de la boule
en Pilules.

Si la perfonne eft âgée, d'une conf-
titution foible & fort abattue par les

douleurs, ou par la perte de l'appetit, il faut faire entrer dans la composition de la poudre une plus grande dose de Limaçons calcinés ; on peut même, suivant l'exigence des cas, augmenter cette dose, jusqu'à ce qu'il y ait parties égales de poudre de Limaçons, & de poudre de coquilles d'œufs.

On peut aussi pour les mêmes raisons, diminuer la quantité des deux poudres, & celle de la décoction ; mais il faudra revenir à la dose complette aussi-tôt que le malade le pourra.

Aux herbes & aux racines, dont nous venons de parler, Mademoiselle *Stephens* en a quelquefois substitué d'autres, comme la Mauve ordinaire, la Guimauve, la Millefeuille rouge & blanche, la dent de Lion, le Cresson d'eau, & la racine de Cran. Elle dit n'avoir trouvé dans toutes ces plantes aucune différence essentielle.

Le principal usage des Pilules est dans des accès de Néphrétique, accompagnés de douleurs dans les reins, & de vomissemens, & dans des suppressions d'urine, occasionnées par une obstruction dans les ureteres. Il faut dans ces cas que le malade prenne toutes les heures du jour & de la nuit, s'il ne repose pas, cinq Pilules, jusqu'à ce que ses douleurs soient dissipées.

Les personnes sujettes à la Gravelle, ou à rendre du gravier, en préviendront la formation, si elles prennent tous les jours dix ou quinze de ces Pilules.

REMEDE

DE MONSIEUR DE BASVILLE, Conseiller d'Etat.

Pour la guérison des douleurs Néphrétiques.

PRENEZ de la racine de *Calcitrape*, autrement dite *Carduus stellatus*, cueillie sur la fin du mois de Septembre. Nettoyez-la bien, & ôtez en la petite peau qui est fort fine. Faites-la sécher à l'ombre, & la mettez en poudre subtile.

L'usage est d'en prendre le matin à jeun, à la fin du décours de chaque Lune, le poids d'un gros, dont on formera un Opiat avec un peu de Miel de Narbonne.

On l'avallera enveloppé dans du pain à chanter, en buvant immédiatement par-deſſus, un demi verre de bon Vin blanc; & reſtant trois heures après, ſans rien prendre.

Le ſoir du même jour qu'on aura pris cette poudre, on uſera du Remede ſuivant.

Prenez une poignée de feuilles de Pariétaire bien nettoyées, épluchées, & lavées, du bois de Saſſafras, & de la ſemence d'Anis, de chacun un gros; de la Canelle fine un demi gros: le tout coupé & concaſſé, mettez-le dans un petit pot de terre neuf, qui tienne un peu plus de demi-ſtier, verſez-y par-deſſus un demi-ſtier d'eau; faites la bouillir cinq ou ſix bouillons, retirez le pot du feu, tirez-le couvert, & le laiſſez ſur les cendres chaudes.

Le lendemain, avant que de prendre ce remede, on le fait bouillir encore cinq ou ſix bouillons; on paſſe l'infuſion dans une étamine avec forte expreſſion, & on y ajoûte depuis une demie once juſqu'à une once de Sucre candi en poudre.

Il faut l'avaller le plus chaud qu'on pourra ; après quoi l'on fera trois heures fans rien prendre.

Ces remedes doivent être continués plufieurs mois de fuite, & même une année entiere pour en reffentir de bons effets.

REMEDES DE ROTROU,

Pour guérir les humeurs froides, ou Ecrouelles.

Pour avoir les Remedes de Rotrou, il faut faire cinq opérations. La premiere eft *la teinture aurifique de Bafile Valentin*, qu'on fait, en prenant trois livres de Nître fixé par le charbon, qu'on fera fondre dans deux pintes, c'eft-à-dire, dans quatre livres d'eau diftillée de Chardon benit ou de Méliffe bouillante : cette diffolution eft ce qu'on nomme Alkaeft de Vanhelmont.

Verfez cet Alkaeft dans une cucurbite de verre bien luttée, dans laquelle vous aurez mis auparavant trois livres d'Antimoine préparé, c'eft-à-dire, réduit en poudre fine, lavé & féché.

Mettez bien le tout enfemble, & couvrez la cucurbite d'un chapiteau aveugle, & la pofez dans le bain de fable. Faites digérer pendant huit ou dix heures, à un feu doux d'abord, que vous augmenterez peu à peu, jufqu'à faire frémir la matiere, ayant foin d'agiter fouvent le vaiffeau, pour empêcher la poudre de s'attacher au fond. Après cette digeftion retirez votre teinture, en la verfant par inclination fur un filtre de papier gris. Gardez la liqueur filtrée, qui eft *la teinture aurifique.*

La feconde préparation eft l'*Elixir aurifique.* Pour le faire, verfez fur l'Antimoine qui eft refté dans la cucurbite à fec, de l'Efprit-de-Vin bien rectifié, à la hauteur de cinq ou fix travers de doigt, fermez la cucurbite d'un chapiteau ouvert, au bec duquel vous ajufterez un récipient: luttez bien les jointures, remettez le tout au bain de fable, & donnez une chaleur modérée pendant trois femaines au moins, jufqu'à ce que l'Efprit-de-Vin ait acquis une couleur bien rouge.

Alors délutez vos vaisseaux, & retirez cette teinture rouge, en la versant par inclination dans un vaisseau que vous boucherez bien.

-Reversez de nouvel Esprit-de-Vin sur l'Antimoine, à la hauteur de quatre ou cinq travers de doigt : mettez le tout en digestion, comme auparavant, c'est-à-dire, jusqu'à ce que l'Esprit-de-Vin ait pris toute la teinture qu'il peut tirer.

Joignez pour lors cette teinture à la premiere. On peut réiterer ces digestions avec de nouvel Esprit-de-Vin, jusqu'à ce qu'il n'en tire plus de teinture.

Enfin en mêle toutes ces teintures ensemble dans une cucurbite, à laquelle on ajuste un chapiteau avec un récipient, & on tire par la distillation au bain de sable, environ la moitié, ou les deux tiers de l'Esprit-de-Vin ; en sorte qu'il reste dans la cucurbite une liqueur rouge très-forte, qui est ce qu'on appelle *Elixir aurifique*.

La teinture est beaucoup plus forte que l'Elixir, & plus puante. Elle doit être employée préférablement, si l'on peut en surmonter le dégoût.

La dose de la teinture est depuis dix gouttes jusqu'à trente, & même plus, sans crainte.

La dose de l'Elixir est depuis treize jusqu'à quarante à cinquante, & même soixante gouttes.

La troisieme opération est *le grand fondant de Paracelse*. Pour le faire, prenez une demie livre de régule d'Antimoine bien pur, & autant de Salpêtre rafiné, mettez en poudre subtile le Salpêtre & le Régule séparément ; mêlez les deux poudres très-exactement, & en faites la projection dans un creuset rougi entre les charbons. La projection étant faite, & la détonation cessée, couvrez le creuset, & calcinez votre matiere à grand feu pendant cinq ou six heures.

Laissez refroidir le creuset, tirez-en la matiere qui sera blanche, pilez-la promptement, & la passez aussi très-promptement par un tamis bien fin, parce que cette poudre se fond très-aisément à l'air.

Prenez ensuite cette poudre blanche, mettez-en une livre dans une terrine, faites-la chauffer à une douce chaleur,

& verſez deſſus peu à peu ſix onces d'eau de Canelle ſpiritueuſe, agitant la matiere continuellement, juſqu'à ce que l'eau de Canelle ſoit entierement diſſipée, c'eſt *le grand fondant de Paracelſe.*

La doſe doit s'en regler ſur l'âge, la force, & le beſoin de la perſonne malade. Il eſt toujours à propos de mêler un Alkali avec ce fondant.

La quatriéme préparation eſt l'Alkali du ſieur Rotrou; pour le faire, prenez telle quantité qu'il vous plaira de coquilles d'œufs, lavez les bien dans pluſieurs eaux, & ôtez la pellicule qui eſt en-dedans; enſuite vous le ferez ſécher au ſoleil, & lorſqu'elles ſeront parfaitement ſeches, vous les pilerez & les réduirez en poudre inpalpable, en les broyant ſur le Porphyre. Cet Alkali doit toujours accompagner le fondant, & on en donne une doſe plus forte ou plus foible, ſelon le beſoin : il empêche que le fondant ne faſſe trop d'effet; on peut auſſi le donner tout ſeul, ou le mêler dans des Bols, des Opiats, des Potions, & dans des Tiſanes, pour émouſſer les aigres de l'eſtomac, & adoucir l âcreté des humeurs.

La cinquiéme préparation eſt la pâte ou les Pilules alexiteres du ſieur Rotrou. Pour la faire, prenez une livre & demie de Pignons d'Inde bien blancs & récens ; caſſez-en l'écorce qui eſt fort mince ; prenez - en l'amande que vous réduirez en pâte, en les pilant dans un mortier de marbre, comme on pile des Amandes ordinaires.

{ Les Pignons étant bien pilés & réduits en une pâte très fine, mettez-les dans un linge, & exprimez très-fortement, pour en ſéparer la partie huileuſe, autant que vous le pourrez.

Pilez la pâte une ſeconde fois, & la preſſez de nouveau pour en exprimer toute l huile ; ce que vous réitererez juſqu'à ce que la pâte vous paroiſſe totalement déchargée d'huile.

En pilant cette pâte la ſeconde fois ; il eſt bon d'y jetter quelques gouttes d'Eſprit de Soufre, pour en ſéparer l'huile plus facilement.

Prenez cette pâte que vous aurez fait ſécher un peu à l'air, mettez-la en poudre fine, en la pilant dans un mortier, & la paſſant par un tamis. Prenez une

demie livre de cette poudre, un quarteron de Viperine de Virginie, une once
de Tartre blanc ; le tout en poudre
fine, mêlez bien, & mettez dans un
vaiſſeau de Fayence qui ſoit plat &
large ; couvrez - le d'un linge fin, ou
d'une Mouſſeline. Expoſez le vaiſſeau
dans un lieu où il ſoit toujours expoſé
au grand air, à l'abri de la poudre &
du ſoleil.

Vous l'y laiſſerez quinze jours, un
mois, ou ſix ſemaines : plus cette poudre y reſtera, plus elle s'adoucira. On
aura ſoin pendant ce tems, de remuer la
poudre, chaque jour, une fois ou deux.
On en fera enfin une pâte avec un
peu de Vin, & on formera des Pilules,
pour s'en ſervir au beſoin.

La pâte qui n'aura reſté que quinze
jours expoſée à l'air, ſera plus forte que
celle qui y aura été un mois ; & celle
qui y ſera reſtée ſix ſemaines, ſera encore plus douce.

Ce purgatif fond les obſtructions les
plus rebelles, & précipite les humeurs
par les grandes voyes. Il le faut pro-
portionner aux forces du malade, &
commencer toujours par une petite doſe,

Il est souvent nécessaire de préparer
le malade, soit par un léger bol purgatif, la veille de la Médecine, ou le lendemain matin, par un lavement, qu'on
prendra avant les Pilules. Si les Pilules
n'avoient procuré aucune évacuation, il
faudroit donner le soir un lavement purgatif au malade, ou le purger le lendemain avec une Médecine ordinaire.

La dose de ce purgatif doit être ré-
glée sur la force du reméde, de laquelle
nous avons parlé, sur la connoissance du
tempéramment de la personne à qui on
en veut donner, qui peut être plus ou
moins difficile à purger ; il faut commencer par une petite dose, augmentant à chaque purgation, suivant l'effet ;
ainsi on peut en donner depuis deux
grains jusqu'à quinze grains, & même
plus ; l'Auteur en ayant donné à une
personne jusqu'à vingt-huit grains.

On peut donner ces Pilules dans des
pommes cuites, ou dans de la marme-
lade d'Abricots, ou bien amollir la pâte
avec quelque Syrop purgatif, comme le
Syrop de Pommes composé, ou le Syrop de noir prun ; il en faut faire un bol
mollet, qu'on avallera dans du pain à
chanter ;

chanter ; on prendra par-deſſus un léger bouillon d'eau de Veau , ou de la
Tiſane , ou même de l'eau rougie avec
du Vin. Il faut garder les mêmes regles
pour ce Remede , que pour les Médecines ; prendre un bouillon trois heures
après , ſe tenir chaudement , boire beaucoup le long de la journée , ou de l'eau
de Veau , ou de la Tiſane , ou des
Emulſions.

La maniere d'employer ces remedes
pour la guériſon des Ecrouelles , eſt ,
après avoir préparé le malade pour les
remédes généraux , ſçavoir , une ou deux
ſaignées , ſelon le beſoin , une ou deux
purgations ordinaires , quelques lavemens & un régime humectant , on purgera enfin le malade avec la pâte ; & le
jour de la purgation on commencera à
donner une doſe de l'Elixire , ou de la
teinture aurifique , une heure après le
dîner du malade.

Le lendemain , le malade commencera de prendre du Fondant , & de
l'Alkali mêlés enſemble , commençant
d'abord par une petite doſe. Il eſt néceſſaire que la quantité du Fondant
excéde celle de l'Alkali ; ainſi dans

les commencemens on peut, par exemple, donner à un enfant d'abord trois
grains de Fondant, & deux grains d'Alkali : à une grande personne cinq ou six
grains de Fondant, & quatre ou cinq
grains d'Alkali, en demeurant à cette
dose, jusqu'à ce qu'on repurge de nouveau, & ainsi de suite, de purgation
en purgation jusqu'à la dose convenable.

Il est quelquefois à propos d'augmenter la dose de l'Alkali à l'égal de celle
du Fondant, lorsqu'on a affaire à des
sujets remplis d'acides, ou sujets aux
aigreurs.

On doit prendre deux fois le jour de
ces Fondans, sçavoir, le matin à son réveil, & quatre heures après le dîner ;
on peut même aller jusqu'à trois prises
par jour, lorsqu'on veut aller plus vîte,
& que le mal est fort considérable ; en
ce cas on donne la troisiéme prise trois
heures après soûper. On boira par-dessus
ce Fondant, ou de la Tisane, ou de
l'eau de Veau : une légere eau de Squine
paroît être préférable à toute autre Tisane.

Tous les jours entre le Fondant &
l'Alkali, on prendra une heure après le

repas, soit le dîner, soit le soûper, une dose de dix ou douze gouttes de teinture, ou d'Elixir aurifique dans deux cuillerées de Vin, ou d'eau de Squine, ou même d'eau pure.

On purgera dans l'usage de ces remedes le malade avec la pâte, tous les quatre ou cinq jours, dans les commencemens sur-tout ; & par la suite on la donne seulement tous les huit jours, puis de quinze en quinze jours, & même de mois en mois. On continuera l'usage de ces remedes plus ou moins long-tems, selon l'avantage que le malade en recevra. Il y a des maladies & des malades si rebelles, qu'il faut réitérer le purgatif de deux jours l'un, tantôt avec la pâte purgative, tantôt avec quelque autre purgation convenable. Lorsqu'on apperçoit une diminution très-considérable, il faut la dose du Fondant à proportion.

Dans un long usage de ces remedes on peut quelquefois les interrompre pour quelque tems, pour délasser le malade. Il est bon de purger en les quittant, afin d'évacuer les humeurs qu'ils auront détaché.

Ces remedes peuvent se prendre dans le tems des Regles, pourvû qu'elles durent peu, & purger deux jours après que les Regles seront cessées. Mais si les Regles duroient cinq ou six jours, il faudroit interrompre ces remedes, parce qu'elles feroient pour lors une trop grande fonte d'humeurs, dont on ne pourroit décharger la nature par la purgation. Vers le déclin des Regles, il faut les reprendre, & purger quelques jours après qu'elles seront cessées.

Il ne faut pas interrompre ce remede légerement ni pour de petites incommodités. La fievre avec frisson, ou une forte fievre continue les doit faire cesser. Le dévoyement peut faire retrancher ou cesser les Fondans, mais dans cette occasion il faut doubler la dose de l'Alkali. L'Auteur prétend que ses remedes n'ont rien de contraire avec le traitement des grandes maladies, comme pleurésies, fluxions de poitrine, dévoyemens sanglans, oppressions de poitrine, accompagnées de crachemens de sang, pourvû qu'ils soient ménagés par un sage Médecin.

Ces remedes s'accommodent aussi

avec tous les autres, comme font la faignée, les lavemens, les purgations particulieres & convenables aux maux qui
font furvenus, les Tifanes, les Apo-
zemes & Potions qui y feroient propres; il n'y a que le Quinquina auquel
l'Auteur le juge contraire. Lorfqu'on
eft obligé de prendre régulierement le
Quinquina pour quelques fievres inter-
mittentes, il faut ceffer le remede, &
laiffer agir le Quinquina. La fievre étant
ceffée, & la guérifon confirmée par
quelques jours d'ufage de Quinquina,
on le quittera pour reprendre les remedes; & le malade fe purgera quelques
jours après en avoir repris l'ufage.

Il eft à propos, en quittant ces remedes, & après avoir été affez purgé,
de prendre quelques eaux minérales,
telles que celles de Vals, de Forge,
ou de Paffy; & fi elles ne purgent pas,
il faut avoir recours ou à quelques bols
légerement purgatifs, que le malade
prendroit le foir, ou à quelques fels que
l'on feroit fondre dans les premiers verres. On pourroit auffi prendre du Fondant le matin de bonne heure, deux
ou trois heures avant les eaux, buvant

par-deſſus un petit verre d'eau miné-
rale.

On purgera le malade dans les tems
convenables, & de la maniere la plus
convenable au malade, comme on a
coutume de faire dans l'uſage des eaux.
Quelques malades, après avoir fini l'u-
ſage de ces remédes, ont beſoin de
prendre du lait d'Aneſſe ou de Vache
coupé. On peut même faire uſage du
lait pendant le tems qu'on prend ces
remedes, obſervant qu'il y ait quatre
heures qu'on ait pris le lait, quand on
prend la priſe du Fondant, par-deſſus laquelle le malade peut boire un bouillon.

Lorſque vous trouvez des maladies
très-rebelles, ou bien, ſi avec les humeurs froides, il y avoit quelque com-
plication de virus vénérien, vous pourrez joindre à ces remedes la Panacée
mercurielle, ou animer la pâte purgative avec le Mercure doux, l'Agaric
trochiſqué, les Trochiſques Alhandal,
& autres purgatifs que vous jugerez à
propos. On peut même, ſuivant le beſoin & les indications, aſſocier à cette
pâte la Scammonée, le Jalap, la Rhubarbe, l'Ipécacuana & tout ce qui com-

poſe les Médecines ordinaires, rien de ces purgatifs n'eſt contraire à cette pâte.

Si le malade affligé des humeurs froides a quelques ulceres ou playes ouvertes, on y peut ſeringuer de la teinture, ou de l'Elixir, afin de déterger les ulceres, de réſoudre les duretés ; de conſommer les mauvaiſes chairs, & d'augmenter la ſuppuration.

Il faut beaucoup de patience dans ces maladies là comme dans toutes les maladies croniques ou de langueur. On meurt, ou on guérit lentement des maladies croniques, comme on meurt, ou l'on guérit promptement des maladies aigues ou vives.

Il faut que les malades de maladies croniques ayent ſoin de s'attacher particulierement les Médecins, parce que ces maladies ſont moins avantageuſes que les aigues.

Les Médecins doivent s'appliquer conſtamment, par humanité, aux maladies croniques, parce qu'elles demandent plus de ſcience que les autres, & parce qu'il eſt déshonorable à la Profeſſion de les laiſſer comme incurables. L'amour qu'un Médecin a pour ſon

Art, fait connoître son humanité : *Le
Médecin qui aime les hommes, aime
son Art*, (dit Hippocrate dans son Livre des Préceptes ;) parce que c'est aimer les hommes, que d'aimer l'art de
conserver & de rétablir leur santé.

FIN.

TABLE

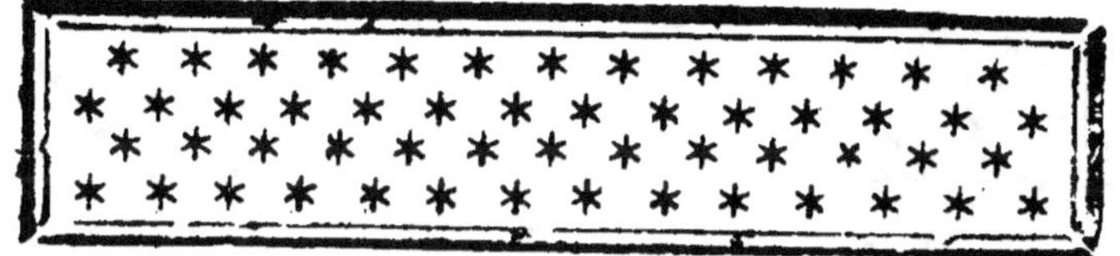

TABLE
DES ARTICLES
contenus dans ce Livre.

R

____

R ij

R iiij

S ij

Fin de la Table.

avons permis & permettons par ces Présentes de faire imprimer ledit Ouvrage
en un ou plusieurs Volumes, & autant
de fois que bon lui semblera, & de le
vendre, faire vendre & débiter par tout
notre Royaume pendant le tems de six
années consécutives, à compter du jour
de la date des Présentes. Faisons dé-
fenses à tous Imprimeurs, Libraires &
autres personnes de quelque qualité &
condition qu'elles soient d'en introduire
d'impression étrangere dans aucun lieu
de notre obéissance, comme aussi d'imprimer ou faire imprimer, vendre, faire
vendre, débiter ni contrefaire ledit Ouvrage, ni d'en faire aucun extrait sous
quelque prétexte que ce soit d'augmen-
tation, correction, changement ou autres sans la permission expresse & par
écrit dudit Exposant, ou de ceux qui
auront droit de lui, à peine de confis-
cation des Exemplaires contrefaits, de
trois mille livres d'amende contre chacun des contrevenans, dont un tiers à
Nous, un tiers à l'Hôtel-Dieu de Paris,
& l'autre tiers audit Exposant, ou à celui qui aura droit de lui, & de tous dé-
pens, dommages & intérêts; à la charge
que ces Présentes seront enregistrées
tout au long sur le Registre de la Com-

munauté des Imprimeurs & Libraires
de Paris dans trois mois de la date d'i-
celles ; que l'impreſſion dudit Ouvrage
ſera faite dans notre Royaume & non
ailleurs ; en bon papier & beaux carac-
teres, conformément à la feuille imprimée, attachée pour modele ſous le contre ſcel des Préſentes ; que l'Impétrant
ſe conformera en tout aux Réglemens
de la Librairie, & notamment à celui
du 10 Avril 1725 ; qu'avant de l'ex-
poſer en vente, le Manuſcrit qui aura
ſervi de copie à l'impreſſion dudit Ouvrage ſera remis dans le même état où
l'Approbation y aura été donnée, ès
mains de notre très-cher & féal Chevalier, Chancelier de France, le Sieur
de Lamoignon ; & qu'il en ſera enſuite
remis deux Exemplaires dans notre Bi-
bliotheque publique, un dans celle de
notre Château du Louvre, un dans celle
de notredit très-cher & féal Chevalier,
Chancelier de France, le Sieur de Lamoignon, & un dans celle de notre très-
cher & féal Chevalier, Garde des Sceaux
de France, le Sieur de Machault, Com-
mandeur de nos Ordres, le tout à peine
de nullité des Préſentes ; du contenu deſ-
quelles vous mandons & enjoignons de
faire jouir ledit Expoſant ou les ayant

cauſes pleinement & paiſiblement, ſans
ſouffrir qu'il leur ſoit fait aucun trouble
ou empêchement. Voulons que la copie
des Préſentes qui ſera imprimée tout au
long au commencement ou à la fin dudit Ouvrage, ſoit tenue pour duement
ſignifiée, & qu'aux copies collationnées
par l'un de nos amés & féaux Conſeil-
lers & Secretaires, foi ſoit ajoûtée comme
à l'original. Commandons au premier
notre Huiſſier ou Sergent de faire pour
l'exécution d'icelles tous Actes requis
& néceſſaires ſans demander autre per-
miſſion, & nonobſtant clameur de haro,
charte Normande & Lettres à ce con-
traires. Car tel eſt notre plaiſir. Donné'
à Verſailles le vingtieme jour du mois de
Mars, l'an de grace mil ſept cens cin-
quante-deux, & de notre Regne le trente-
ſeptiéme.

Par le Roi en ſon Conſeil,
SAINSON.

*Regiſtré ſur le Regiſtre XI. de la
Chambre Royale des Libraires & Imprimeurs de Paris, N°. 752. fol. 600,
conformément aux anciens Réglemens
confirmés par celui du 28 Février 1723.
A Paris le 24 Mars 1752.*
J. HERISSANT, Adjoint.